T' 115
Te 34

I0058287

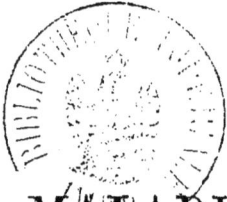

GUÉRISON

DES

MALADIES CHRONIQUES

DÉPENDANTES

DU VICE DARTREUX

Bibliothèque (library stamp)

Cette Brochure, tirée à un petit nombre d'exemplaires, ne se vend que chez l'auteur.

Elle sera envoyée franco, *par le retour du courrier, à toute personne qui en fera la demande à* **M.** Aug. GAFFARD, *à Aurillac, en échange d'un mandat de poste de* SIX *francs.*

AURILLAC. — IMPRIMERIE FERARY FRÈRES.

GUÉRISON

DES

MALADIES

CHRONIQUES

DÉPENDANTES

DU VICE DARTREUX

**Telles que Dartres, Teignes, Prurigo, Couperose, Lupus ou
Dartre rongeante, Ulcères aux jambes, Anciennes Gales,
Vieilles Ophthalmies, Certaines Surdités, Hémorrhoïdes,
et accessoirement de la Phthisie Pulmonaire et de quelques
Dispepsies ou Gastralgies,**

Monographie à la portée des gens du monde
Donnant la formule facilement exécutable, dans toutes les Pharmacies,
des agents qui y sont prescrits

PAR AUG. GAFFARD

GRADUÉ EN MÉDECINE ET EN PHARMACIE-PARIS
LAURÉAT ET MEMBRE DE PLUSIEURS CORPS SAVANTS.

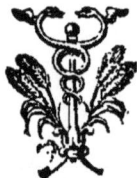

CHEZ L'AUTEUR, A AURILLAC

1865

BIBLIOTHÈQUE

AVANT-PROPOS

Fils d'un père qui, après avoir fait de la médecine sous un de nos grands maîtres dont il fut
l'élève et l'ami, a longtemps ensuite exercé la pharmacie, où il a pu encore observer beaucoup, et qui,
par goût, s'était attaché à l'étude des maladies
chroniques, j'ai été, de bonne heure, entraîné, soit
par un goût inné, soit par déférence pour l'auteur
de mes jours, vers les mêmes études que simplifiaient
et rendaient plus séduisantes les observations pré-
cieuses qui m'étaient transmises et les cures admira-
bles que je voyais s'opérer sous mes yeux; en sorte
que la thérapeutique de ces affections a été, de ma
part, pendant longtemps (une trentaine d'années),
l'objet d'études, de recherches et de mes plus attrayan-

tes occupations. Atteignant aujourd'hui le demi-siècle d'une vie bien remplie, je puis le dire, par l'étude et le travail, j'ai la conscience, non d'être un savant, mais d'avoir été assez heureux, dans mes humbles et constantes recherches, pour trouver des choses utiles à mes semblables. Tant que j'ai eu une pharmacie, j'ai dû me servir de ces matériaux pour créer à mes enfants ce degré d'aisance qui donne le bien-être et l'indépendance. Ceci accompli, je me considèrerais comme indigne de ne point les livrer à la publicité, afin que désormais ce qui me vient de Dieu profite à tous, et c'est là ce qui fait le sujet de la présente publication.

Assez heureux, d'ailleurs, en renonçant à ma pharmacie, un des plus importants établissements de ce genre de la province, pour posséder encore une fabrique de produits chimiques spéciaux en voie de prospérité, j'ai moins de mérite que bien d'autres à livrer le fruit de mon travail. Au reste, ce n'est pas toujours les grandes découvertes qui sont les plus utiles à l'homme, mais bien des fois, en médecine surtout, des améliorations, de simples perfectionnements et le plus souvent l'application simultanée, mais à propos, de divers moyens déjà trouvés, constituant une méthode nouvelle, sans que les matériaux en soient nouveaux.

S'il est vrai, comme le dit le vieux et trivial proverbe, que *celui qui trop embrasse mal étreint*, il faut réciproquement reconnaître qu'il n'y a pas d'homme d'une aptitude même médiocre qui, en se consacrant avec goût et persévérance à l'étude de branches restreintes d'un art, ne parvienne, avec le temps, à y acquérir quelque chose et même à le faire progresser; c'est dans la nature; et Celui qui a dit aux hommes, dans son langage simple et mystique : « Cherchez et vous trouverez » a voulu, par cette formule générale, proclamer cette grande loi de la Création. Nous vivons d'ailleurs à une époque prodigieuse où l'homme, à moins d'être doué des facultés les plus heureuses, ne peut, par suite de l'épanouissement permanent des sciences physiques et naturelles, et à cause du développement qu'en reçoivent les arts qui s'y rattachent, embrasser fructueusement l'étude entière d'un de ces arts : il est utile, pour leur avancement, que ces travailleurs se renferment rigoureusement dans un cercle étroit, devant se restreindre de plus en plus, à mesure que nous irons, et d'où naîtra, il est facile de le prévoir, la consécration éclatante de la *spécialité* que des esprits étroits ou vulgaires blâment encore de nos jours, sans songer que de son règne doivent résulter de grandes découvertes et, partant, d'immenses bienfaits pour l'humanité (1). Au reste, n'avons-nous pas depuis

---

(1) Au moment où nous écrivons ces lignes, nous parvient un discours prononcé par M. Civiale, membre de l'Institut (Académie des sciences) et de l'Académie de médecine, à l'ouverture de son cours de lithotritie. Dans ce discours qui a pour objet les avantages attachés à la spécialité en chirurgie, l'illustre Académicien, s'éle-

longtemps déjà à Paris, des hommes qui se consacrent
presque exclusivement à l'étude et au traitement des
maladies d'un seul ou d'un petit nombre d'organes,
ou bien à des maladies d'un genre spécial ; et, pour
ne citer qu'un des grands noms : M. Velpeau, au
traitement des affections cancéreuses ; M. Ricord, à
celui des maladies syphilitiques ; MM. Civiale et Heur-
teloup, au broiement des calculs urinaires ; M. Du-
chêne-Duparc, à la thérapeutique des dartres ; M.
Brière de Boismont, à l'étude et à la curation des
troubles de l'intelligence ; MM. Desmarres et Sichel,
à l'oculistique ; MM. Menière et Deleau, à la pathologie des organes de l'ouïe, etc., etc. C'est presque
toujours à ces hommes spéciaux que la science
doit le plus de découvertes. Pourquoi donc ce
qui est bon à Paris serait-il moins bon en province, et pourquoi là des hommes, inférieurs, si on
le veut, en intelligence et en savoir, aux illustrations
précitées, mais animés de l'ardent désir de faire
progresser un art, en se vouant, corps et âme, à
l'étude de telle ou telle branche de cet art, n'avance-
raient-ils point dans cette voie de perfectibilité que
Dieu accorde à toute chose fécondée par un travail
opiniâtre ?

Ces considérations, celle que le progrès est le

vant contre les savants qui sont hostiles à la spécialité, dit
entre autres choses : « J'ai le regret de déclarer que ces savants
se trompent, en même temps qu'ils sont injustes envers les spécia-
listes, etc. »

grand œuvre de l'humanité et que Dieu a donné à
chacun de ses enfants le moyen d'y concourir plus
ou moins ; celle enfin qu'il a suffi le plus souvent au
plus petit, pour être utile, de la ferme volonté de
l'être, nous ont fait, pendant longtemps, porter nos
investigations dans une même direction, comme elles
nous décident aujourd'hui à en publier les résultats.

Nous n'avons pas à faire l'apologie des lumières
que, grâce à Dieu, des mains plus autorisées que les
nôtres ont faite si souvent et font encore tous les
jours sous des formes nouvelles les plus saisissantes ;
mais nous dirons, au risque d'une redite qui ne peut
qu'être utile, que les sciences physiques et naturelles, appliquées aux besoins de la vie — et la thérapeutique est du nombre — sont, de toutes les connaissances humaines, celles qui contribuent le plus
directement, et pour la plus large part, au bien-être
de l'homme. Nous considérons donc comme d'un
bien immense la diffusion de ces connaissances; en
sorte que n'aurions-nous pas le mérite d'une chose
nouvelle, ne faisant que répandre parmi les gens du
monde des connaissances médicales en général, nous
croirions encore faire acte méritoire; à plus forte
raison croyons-nous bien faire, convaincu que nous
sommes de mêler à des faits utiles à connaître du
domaine de la science, dans son état actuel, un certain nombre de matériaux nouveaux qui n'ont encore
reçu aucune publicité.

Avant d'entrer en matière vis-à-vis des gens du

monde dont une partie, quoique lettrée, possède trop peu en connaissances physiques et naturelles, il nous a semblé nécessaire, pour être plus intelligible, d'exposer un résumé succinct de ce qu'il y a de plus essentiel à connaître dans les éléments des sciences qui se rattachent à notre sujet. Les personnes qui savent et qui, par cela même, auront plus de bienveillance à notre égard, nous pardonneront, je l'espère, d'entrer dans ces détails, au sein d'un pays où pendant longtemps les connaissances littéraires seules étaient en honneur, et à une époque transitoire où des hommes instruits du reste, mais qui datent de l'autre siècle ou du commencement de celui-ci, se ressentent naturellement du genre d'enseignement qui, seul, a été longtemps donné.

NOTIONS PRÉLIMINAIRES

On appelle corps tout ce qui peut impressionner un ou plusieurs de nos sens.

Les corps se divisent en corps pondérables et en fluides impondérables. Les premiers, pondérables, constituent la matière proprement dite et sont susceptibles d'affecter trois formes ou états d'agrégation différents : 1º état solide; 2º état liquide; 3º état gazeux. Le même corps peut présenter, suivant la compression qu'il reçoit ou la température qu'il possède, ces trois états différents : c'est ainsi que l'eau à la température au-dessous de zéro est solide (la glace); au-dessus de zéro elle est liquide, et au-dessus de cent degrés elle prend l'état gazeux (vapeur d'eau).

La matière étant constituée par l'agglomération de parties extrêmement ténues qu'on nomme *molécules* et qui ne se touchent point, car elles sont toujours séparées entre elles par un espace appelé *pores*, c'est au plus ou moins grand écartement de ces molécules, par l'action qu'exerce sur elles le fluide impondérable connu sous le nom de calorique, qu'on doit attribuer les divers états d'agrégation.

Les gaz diffèrent des vapeurs en ce que le calorique n'a, à la température ordinaire, qu'une adhérence passagère avec celles-ci, de telle sorte qu'à mesure qu'il se dissipe elles repassent à l'état de corps liquide ou solide. Telles sont la vapeur d'eau, la vapeur du mercure, du soufre. Les gaz, au contraire, sont unis à tel point à ce fluide impondérable qu'ils ne prennent la forme liquide ou solide que par l'effet d'une pression considérable. Depuis que Davy et Faraday sont parvenus à liquéfier le chlore; que Thillorier, de son côté, est arrivé, au moyen de la compression, à liquéfier et à solidifier même l'acide carbonique; depuis, enfin, que tous les gaz, excepté cinq, ont été ou solidifiés, ou tout au moins liquéfiés, ce qui est de nature à faire espérer qu'un plus grand nombre pourront l'être encore, la désignation de *gaz permanent* a cessé d'être admise dans la science, et le mot gaz, employé seul, est devenu presque synonyme de vapeur.

Les fluides impondérables sont aujourd'hui au nombre de trois, bien que tout porte à croire qu'un seul fluide produit réellement tous les phénomènes que la science rapporte encore à trois : ce sont la lumière, le calorique et l'électricité. Il y a quinze ans à peine que pour expliquer les phénomènes de l'aimant on avait recours à l'existence d'un autre fluide, le fluide magnétique : les travaux d'Ampère, d'Œrsted, de Faraday, de Becquerel, de Delarive, etc., ont eu pour effet de ramener l'explication de ces phénomènes à l'existence d'un fluide unique. Quel est le physicien qui ne pressent que, le calorique devenant lumineux ou lumière à 300 degrés environ, les phénomènes des deux ordres doivent se rapporter à une même cause que les progrès rapides qui s'accomplissent dans les sciences nous font espérer de connaître prochainement ?

Les corps, suivant qu'ils ont ou ont eu vie, ou qu'ils en sont privés, se divisent en deux règnes : organique ou inorganique. Ce dernier est l'équivalent de règne minéral. Le règne organique renferme les deux anciennes divisions de règne animal et règne végétal. Linnée, ce grand observateur de la nature, a défini ainsi chacun de ces deux règnes : l'animal vit et change de place, le végétal vit et reste stationnaire. Cette définition, exacte à l'époque ou vivait Linnée, est devenue défectueuse depuis la connaissance des zoophites, animaux complètement dépourvus d'organes, locomoteurs, et qui, d'après la définition de l'immortel Suédois, ne sauraient être qu'un végétal. Contentons-nous de la grande division des corps en inorganiques et organiques.

Les physiciens considèrent les corps de la nature comme constitués, nous l'avons déjà dit, par des molécules retenues entre elles par une force qu'ils appellent attraction de cohésion, ou simplement cohésion : telle est celle qui réunit entre elles les molécules d'un bloc de fer, ou bien encore la force qui rapproche les molécules du silex. Quelqu'effort qu'aient fait les savants pour décomposer le fer, ils n'ont pu obtenir autre chose que du fer, toujours identique, et ce corps, avec un certain nombre d'autres, ont reçu le nom de corps simples. Ces corps sont aujourd'hui au nombre de soixante-six, et constituent, par leur réunion, en proportion et en nombre divers, tous les corps de la nature. Le silex est constitué par la réunion d'un corps simple métallique qu'on appelle silicium et d'un corps simple à l'état gazeux lorsqu'il est isolé, qui s'appelle oxygène ; en sorte que la cohésion qui s'exerce entre les molécules du silex a pour effet de rapprocher entre elles des molécules d'un ordre composé, bien différentes de celles du fer qui, ainsi que nous l'avons dit, est un corps simple. Que les molécules sur lesquelles s'exerce la cohésion soient de nature simple ou composée, elles sont appelées par les savants molécules intégrantes. Quant à la force qui réunit entre elles

les molécules dissemblables pour en constituer la molé-
cule intégrante, elle est connue rous le nom *d'affinité*, et
l'étude de cette force, de son intensité relative entre ces
divers corps simples, constitue à elle seule une des sciences modernes, la plus vaste et la plus importante peutêtre par ses conséquences dans ses applications aux
besoins de l'homme sur la terre, *la chimie* en un mot.
Hâtons-nous de dire que la chimie se borne à l'étude
des affinités dans le règne inorganique ou dans le règne
organique privé de vie, car dès que nous passons dans
le domaine de la vie, nous voyons s'accomplir dans les
tissus ou les liquides des êtres organisés, entre leurs éléments, des combinaisons et dissolutions qui sont en
dehors de toutes les lois de la chimie. Cette étude est, dès
lors, du domaine de la physiologie ou biologie.

L'anatomie humaine a pour objet la connaissance des
diverses parties qui constituent notre corps. La physiologie est la science de leurs fonctions.

L'homme appartient, en histoire naturelle, à la grande
division des mammifères, et constitue, à lui seul, l'ordre
des bimanes. Il diffère à tel point des autres animaux, soit
par sa conformation, soit surtout par son organisation
intellectuelle, qu'on ne peut se refuser à le considérer
comme un être à part, soumis, quant à son corps, aux
grandes lois qui régissent les êtres organisés, mais pla-
nant sur tous ces êtres de toute la hauteur que lui donne
son âme, véritable étincelle divine qui en fait un être à
part, destiné sans doute à rappeler sur cette terre le Dieu
souverain à la ressemblance duquel il a dû être fait.

Les fonctions physiologiques ou régulières de nos
organes peuvent être troublées par accident ou par usure.
Les progrès de l'âge produisent cette usure, et des évène-
ments imprévus ou volontaires, des accidents et souvent
des imprudences enfin, des causes, inappréciables pour
l'homme, occasionnent ces lésions qui, selon qu'elles sont

plus ou moins grandes, constituent des maladies plus ou moins graves, pouvant avoir pour conséquence la cessation de la vie.

La science qui enseigne les moyens d'éviter le plus possible ces lésions, ou de conserver la santé, est l'*hygiène*.

L'art qui s'occupe des moyens de rétablir nos organes lésés est la *médecine*.

La pathologie est la partie de la médecine qui a pour objet l'étude des lésions. Elle se divise en pathologie interne ou en pathologie externe, suivant la position des organes lésés. La *thérapeutique* s'occupe des moyens de curation de ces lésions.

La thérapeutique a ordinairement recours à l'emploi de médicaments, et c'est cette branche de l'art qui se nomme matière médicale et pharmacologie.

Enfin la *pharmacie* est l'art de connaître, de préparer et de conserver les agents de la matière médicale. La pharmacie emprunte ses connaissances aux sciences physiques et naturelles : chimie, botanique, minéralogie, zoologie, etc.

ANATOMIE ET PHYSIOLOGIE

HUMAINES.

Le corps de l'homme se compose essentiellement d'une charpente osseuse, ou squelette; de ligaments qui en réunissent les parties; de muscles qui en constituent les portions charnues; de vaisseaux, artériels, veineux,

lymphatiques, dans lesquels circulent le sang artériel,
le sang veineux et la lymphe; de nerfs, prolongements
nombreux du cerveau ou de la moëlle épinière, destinés
à percevoir les sensations et à présider aux divers mouvements des organes; des organes des sens; des viscères,
et de l'enveloppe cutanée, ou peau.

Le corps de l'homme présente au premier aspect :
1° une partie supérieure, sphéroïdique (la tête), qui est
le siége de nos principaux sens, la vue, l'ouïe, l'odorat
et le goût, de nos cinq sens, moins le toucher, et d'un
grand nombre d'autres appareils, d'un mécanisme complexe, difficile ou impossible à saisir; 2° une partie centrale (le tronc), relativement d'un grand volume, qui
renferme essentiellement les appareils complexes de la
respiration, de la circulation et de la nutrition; 3° les
membres qui constituent les appareils de préhension et
de locomotion.

Les diverses fonctions qui s'accomplissent dans l'homme
peuvent être rangées en deux grandes classes : 1° celles
qui concourent à la conservation de l'individu; 2° celles
qui ont pour objet la conservation de l'espèce, ou propa-
gation.

Les fonctions qui ont pour effet la conservation de
l'individu se divisent en deux catégories. Dans l'une se
trouvent des organes essentiellement soumis à la volonté
et correspondant à la vie de relation, au moyen de
laquelle l'homme se met en rapport avec les êtres organisés ou les corps inorganiques qui l'entourent. Dans
l'autre, les organes fonctionnent, pour la plupart, sans le
secours de la volonté, et correspondent à la vie de nutrition.

Les fonctions relatives à la conservation de l'espèce
sont exercées par des organes spéciaux, dits de repro-
duction.

OSTÉOLOGIE.

La charpente osseuse est constituée par un tissu dur, résistant, moitié inorganique (carbonate et phosphate de chaux), moitié organique (gélatine), qui sert de soutien et de protection aux autres parties et détermine les principales formes du corps (squelette).

Deux genres de tissu se trouvent dans la constitution des os : le tissu spongieux qui en occupe l'intérieur, et le tissu compacte qui est situé à l'extérieur. Chaque os est recouvert d'une membrane fibreuse appelée périoste qui y adhère fortement; membrane riche en vaisseaux sanguins, pénétrant dans l'intérieur de l'os et y portant la vie. A la partie la plus centrale des os se trouve la moëlle, substance grasse, enveloppée d'une membrane constituant le canal médullaire.

Le squelette de l'homme se compose de 248 os, les uns pairs, les autres situés dans l'axe du squelette et impairs; ceux-ci sont de forme symétrique. Les éminences des os, suivant leur saillie ou leur forme, portent le nom d'apophyse ou d'épine. On appelle condyles certaines éminences articulaires des os. Le squelette se divise en trois régions, qui sont la tête, le tronc et les membres.

DE LA TÊTE. — Cette région se compose de deux parties distinctes : l'une, le crâne, destinée à servir d'enveloppe au cerveau; l'autre, la face, destinée à recéler et à protéger presque tous les organes des sens. Les os du crâne, les plus importants à connaître pour nos lecteurs, sont : le frontal, les pariétaux, l'occipital et les temporaux. *Le frontal* ou coronal, ainsi désigné parce qu'il forme le front, ou parce que c'est sur la partie de la tête qui lui correspond que reposent en avant les couronnes, a une forme qui rappelle une valve de coquille. Il forme essentiellement les arcades sourcilières. *Le pariétal*, ou plutôt les pariétaux, car il en est deux, symétriquement situés derrière le frontal, concourent à former l'enveloppe du cerveau en haut et sur les côtés. *L'occipital*, dont le nom lui vient d'occiput auquel il correspond, est un os impair constituant la partie postérieure de la boîte cranienne. *Les temporaux* (de *tempus*, temps, parce que c'est aux tempes que lesc heveux accusent d'abord les traces du temps en blanchissant) occupent la partie latérale et inférieure du crâne en avant de l'oreille qui lui est insérée.

Os de la face. — Parmi les os de la face nous mentionnons les *os maxillaires* inférieurs et supérieurs; l'*os malaire* qui concourt à former la cavité orbitaire de l'œil et la saillie de la face appelée pommette; les *palatins* qui forment le plancher des fosses nasales et la voûte palatine; les *dents*, au nombre de trente-deux, se divisant en huit dents incisives, quatre dents canines et vingt dents molaires. Toutes ont une racine unique ou multiple, cachée dans l'alvéole, et une couronne apparente à l'extérieur. La face n'est pas régulière comme le crâne; elle est creusée de nombreuses cavités et hérissée de saillies diverses.

Le tronc. — La colonne vertébrale, le bassin et la cage thoracique constituent le tronc. Les vertèbres, au nombre de 24, ont la forme d'anneaux superposés et servent de liens entre la tête qu'elles supportent et le bassin. La moëlle épinière, qu'elles protègent, est un prolongement du cerveau qui passe par le tronc occipital, descend jusques dans le sacrum et même dans le coccyx. Les vertèbres sont liées entre elles par des ligaments très forts, mais qui permettent cependant des mouvements. Elles sont supportées, en bas, par le sacrum qui forme une sorte de prolongement de la colonne vertébrale et s'insère, en arrière, entre les deux os iliaques. Le sacrum, le coccyx, qui en est le prolongement, et les os iliaques constituent l'ensemble des os du bassin. La cage thoracique est une cavité formée par la colonne vertébrale en arrière, par le sternum en avant, et par les côtes latéralement, qui renferme essentiellement les importants organes de la respiration : la poitrine et le cœur.

LES MEMBRES. — Le membre supérieur se compose de l'épaule, du bras proprement dit, de l'avant-bras et de la main. L'épaule présente deux os : 1° la clavicule, os allongé, placé en avant, presque parallèlement aux côtes, et l'omoplate ou scapulum, os large, aplati, triangulaire, situé à la partie supérieure et postérieure du thorax. La charpente du bras est uniquement constituée par l'humerus, os long qui s'articule d'une part à l'épaule et d'autre part à l'avant-bras. Deux os longs et placés parallèlement, le cubitus et le radius, forment la charpente de l'avant-bras.

Les os du poignet, au nombre de huit, portent le nom générique de carpe, et ceux de la main le nom de métacarpe; ceux des doigts enfin s'appellent phalanges.

Les os des membres inférieurs sont : le fémur qui correspond à la cuisse; le tibia et le péroné qui, réunis parallèlement, constituent la partie résistante de la jambe; la rotule qui est l'os mobile du genou; les sept os du tarse qui représentent par leur réunion le talon, et, au pied, les analogues du poignet; enfin, comme à la main, il y a au pied les os longs et parallèles du métatarse et les phalanges des orteils.

Telles sont, en peu de mots, les principales pièces qui font partie du squelette de l'homme. Elles sont réunies,

pour former un tout résistant, par des ligaments, et leur
réunion porte le nom d'articulation. Ces articulations
sont immobiles, ou mobiles, ou mixtes. Les os, dans les
articulations mobiles surtout, sont souvent recouverts
d'une couche de matière moins résistante que la partie
compacte de l'os, plus animalisée que l'os, qu'on connaît
sous le nom de cartillage.

MYOLOGIE.

On appelle muscles, des organes charnus, de couleur
rouge, qui recouvrent la charpente osseuse, qui complè-
tent les formes extérieures du corps, et qui, par leur con-
tractilité, impriment des mouvements. Leur ensemble
forme le système musculaire : ce sont ces parties qui
constituent la chair musculaire des animaux ; leur étude
en anatomie porte le nom de myologie.

Les tendons sont des corps fibreux, d'un blanc bleuâ-
tre, dont la texture les rapproche des ligaments ; ils
terminent les faisceaux des muscles d'une part, et d'autre part vont se fixer le plus ordinairement aux os pour
leur transmettre le mouvement imprimé par la contraction musculaire. On appelle aponévroses des membranes
fibreuses, de même nature que les tendons, qui ont pour
usage essentiel d'envelopper les muscles, de soutenir
leurs faisceaux pendant leur contraction, ou bien de les
pénétrer, de diminuer ainsi leur longueur, ou d'en faciliter les attaches aux os.

Les muscles du crâne, au nombre de cinq, sont très
minces et peu apparents. Les muscles de la face sont au
nombre de dix-neuf, appartenant aux paupières, au nez,
aux lèvres et aux joues. De formes très variées, ils adhè-
rent, la plupart, aux téguments auxquels ils impriment

des rides, des plis et les divers mouvements qui constituent le jeu de la physionomie.

Les muscles du tronc forment au dos, comme en
avant, sur la poitrine, diverses couches dont les plus
importantes par leur volume sont le grand dorsal et le
grand pectoral. Le nombre des muscles du cou est
très grand; pour nous, restreint par notre cadre,
nous n'en parlons que pour mémoire. Le diaphragme,
un des plus importants à connaître, est constitué par une
sorte de voûte, moitié fibreuse, moitié musculaire, qui
occupe les cavités thoraciques et abdominales qu'il sépare,
formant une sorte de cloison bombée du côté de la poitrine, voûtée du côté de l'estomac, des intestins, du foie,
de la rate, etc. Le redressement de la voûte diaphragma-
tique ayant pour effet de diminuer l'espace pulmonaire,
c'est essentiellement à ce muscle, soumis à la volonté,
qu'est dû l'effet de l'inspiration. Sa voussure correspond
naturellement à la diminution de la cavité thoracique,
et partant à l'expiration de l'air des poumons.

Les muscles de l'abdomen et du bassin, dont notre
cadre ne comporte point non plus la description, sont
très étendus. Ils jouent un rôle dans l'acte de la respiration, dans l'expulsion des matières fécales hors de l'intestin, lors de l'accouchement, etc.

Les formes dites académiques de l'homme, qui constituent, au point de vue de l'art, la beauté du corps, sont
presque toutes déterminées par des saillies musculaires
sous ce tégument. Les muscles sont extrêmement nombreux, aux membres comme au tronc. Notre espace,
trop borné, ne nous permet point de les décrire; mais
nous dirons en passant que ce sont les deltoïde, biceps
et triceps, qui déterminent essentiellement la forme du
bras; le cubital antérieur et le long supinateur, celle de
l'avant-bras; que le grand et moyen fessier, le vaste
externe, contribuent, pour une large part, à la constitu-

tion de la portion charnue de la cuisse ; que les jumeaux et le soléaire forment, en grande partie, le gras de la jambe, ou mollet.

NÉVROLOGIE.

La faculté de sentir, la mémoire, la création des idées, le raisonnement, la volonté, l'âme, enfin, semble avoir plus spécialement son siége dans le cerveau. Le cerveau doit être considéré comme le centre où nos sensations vont aboutir. Ce cerveau n'est point limité par l'enveloppe crânienne : il se prolonge en bas, dans le rachis, principalement par le trou occipital, et descend sous le nom de moëlle épinière, jusque dans le sacrum ; à tel point que lorsque l'homme est assis, ce prolongement, dit aussi moëlle allongée, arrive au niveau du siége qui le supporte.

Cette moëlle n'est pas l'unique prolongement du cerveau : il en part des ramifications innombrables, se divisant à l'infini et portant leurs rameaux, sous le nom de nerfs, dans toutes les parties du corps. Ces nerfs ont essentiellement pour effet de transmettre au cerveau toutes les impressions que perçoivent nos cinq sens. De plus, ils servent d'intermédiaires entre le cerveau et les muscles, lesquels commandent, comme on le sait, aux divers mouvements de l'économie par les tendons. On les divise en nerfs de la sensation et nerfs de la motilité.

Le sens du *toucher* s'exerce au moyen de nerfs qui s'épanouissent à la surface sous-épidermique des doigts.

Le sens *du goût* est constitué par des nerfs qui tapissent la surface de la langue et d'une partie de la bouche, qu'affectent, par leur contact, les aliments, dans leur passage de l'ouverture buccale à l'œsophage.

L'*odorat* se produit encore au moyen de nerfs qui se distribuent à la surface des fosses nasales et qui reçoivent, par l'aspiration, les émanations des corps volatils ou dissous dans l'air.

L'*ouïe* est aussi un appareil nerveux, destiné à percevoir les ondulations qui, imprimées à l'air, constituent le choc ou le son musical, selon que ces ondulations sont uniques ou vibratoires. Transmises d'abord au tympan, sorte de membrane tendue à la manière d'un parchemin de caisse de tambour, cet organe vibrant les communique à son tour, au moyen d'un appareil très complexe, à l'oreille interne, où va s'épanouir le nerf acoustique.

Quant au sens de la *vue*, il se compose d'une sorte de loupe convergeant les rayons de lumière vers un autre point de l'organe qu'on nomme rétine, et sur lequel se produit, comme dans une chambre noire, l'image de l'objet qu'on regarde. La rétine, appareil nerveux extrêmement intéressant, transmet la sensation de cette image au centre nerveux, ou cerveau, par l'intermédiaire du *nerf optique*. On appelle *iris* cette partie de l'œil dont la teinte sert à désigner la couleur des yeux d'une personne. Tantôt noir, tantôt gris, tantôt roux, tantôt bleu, l'iris présente dans son milieu un disque noir, ouverture intérieure qui porte le nom de pupille, et par laquelle passe la lumière, dans son trajet pour aller frapper la rétine. A l'intérieur de la pupille, perpendiculairement à son axe, se trouve une sorte de lentille transparente : le *cristallin*, que traverse la lumière pour arriver à la rétine. C'est de l'opacité accidentelle, ou d'un état pathologique du cristallin, que résulte la maladie produisant la cécité connue sous le nom de *cataracte*. La pupille ou s'agrandit, ou se contracte, suivant que l'organe de la vision veut recevoir plus ou moins de lumière.

La douleur se transmettant au cerveau par l'intermédiaire des nerfs, on conçoit que la paralysie du nerf, agent de la transmission, entraîne la cessation de la douleur pour l'organe qui y correspond. Il ne faut pas confondre, au reste, la paralysie de l'organe ou des membres, avec la paralysie des nerfs sensitifs de l'organe : il peut y avoir paralysie du membre, sans que, pour cela, soient paralysés les nerfs qui lui donnent la sensibilité, et réciproquement.

Le système nerveux en général comprend non seulement le cerveau, son prolongement rachidien ou vertébral dont nous avons déjà parlé, mais, de plus, ce que les anatomistes appellent le système ganglionaire. Ce système ganglionaire, qu'on appelle aussi nerf *grand sympathique*, est constitué par l'ensemble de petits corps nerveux appelés ganglions, placés sur les côtés de la colonne vertébrale, constituant par leurs anastomoses, c'est-à-dire par de nombreux filets nerveux qui font communiquer entre eux ces ganglions, une chaîne, sorte de chapelet qui s'étend de la base de l'occipital au sacrum. De nombreux filets nerveux s'étendent de cette chaîne aux divers viscères : poumons, cœur, intestins, etc., comme elle communique avec le tronc des nerfs rachidiens, ou moëlle épinière, au moyen de nombreux filets d'union.

ENVELOPPE CUTANÉE.

La *peau* se compose essentiellement, en allant du dehors au dedans, de deux parties : 1° l'épiderme; 2° le derme, ou peau proprement dite. L'épiderme, ou épithélium de la peau, couche la plus superficielle de la peau, et qui recouvre le derme, se compose, de l'intérieur à l'extérieur : 1° d'une couche de cellules épithéliales, de

forme polyédrique, qui repose immédiatement sur le
derme ; elle recouvre les papilles, en suivant les sinuo-
sités qu'elles produisent, et laisse passer les tubes ou
orifices qui font communiquer avec le dehors les glandes et follicules de la peau ; cette couche est synonyme,
chez les anciens, de pigment ou couche pigmentaire ;
2° d'une autre couche molle de cellules sphéroïdales
confusément entassées entre elles, laquelle est connue
sous le nom de réseau muqueux *de Malpigny* ; 3° et enfin
d'une couche plus ou moins épaisse, formée de cellules
minces, adhérentes entre elles, constituant la couche
cornée ou épidermique proprement dite, qui prend aux
talons une épaisseur considérable. L'usage des travaux
péniblestend à la faire augmenter aux mains, et les cors,
durillons, verrues, etc., sont autant de variétés de
son hypertrophie.

Le derme, appelé aussi chorion, constitue à lui seul
presque toute l'épaisseur de la peau. Il en est la couche
la plus profonde. D'aspect membraneux et blanchâtre,
souple et très résistant, il est formé d'un grand
nombre de faisceaux de fibres entrecroisées. La face
interne du derme est en contact avec le tissu lamineux
qui le sépare du tissu musculaire, bien qu'en certains
points il donne attache à des fibres musculaires : la face
externe du derme, en contact avec l'épiderme, est parse-
mée de petites éminences rougeâtres, appelées papilles,
dont un certain nombre, renfermant les dernières divisions des nerfs, constitue l'organe du toucher, aux
mains, aux pieds, etc.

Les membranes muqueuses (c'est ainsi qu'on
appelle la peau mince, rosée, qui tapisse la face
interne des lèvres, des paupières et d'autres ouver-
tures naturelles du corps de l'homme) sont consti-
tuées à peu près comme la peau proprement dite,
et, par conséquent, d'un chorion ou derme, à tissu

plus ou moins dense , plus ou moins lâche; mais l'épiderme y fait défaut et est remplacé par un épithélium spécial qui donne issue à un grand nombre d'orifices de follicules divers.

NUTRITION.

La nutrition chez l'homme se fait par l'absorption des aliments qu'il reçoit. Ces aliments , broyés par l'appareil buccal et délayés au moyen des liquides qui font partie du régime, constituent le chyme, ou bol alimentaire. La salive, secrétée par des glandes spéciales, qu'excite la présence des aliments dans l'appareil masticateur , sert à les délayer, en facilite la déglutition et fournit au chyme des sels qui en favorisent la macération. Nous dirons peu de chose de la bile et du suc pancréatique, secrétions dont le produit, mêlé au chyme, a été l'objet de nombreuses controverses et fait, en ce moment encore, le sujet de nombreuses expérimentations. Nous dirons essentiellement que l'agent le plus important de la digestion, le dissolvant par excellence des substances alimentaires , même les plus dures, telles que les cartillages, la fibre tendineuse, les os, etc., est la pepsine que secrète la muqueuse de l'estomac; que la bile est secrétée par le foie, viscère situé au-dessous des dernières côtes, à droite, et que, déversée dans le tube digestif, en trop grande ou en trop petite quantité , ou mauvaise qualité, elle donne lieu à des désordres divers.

On appelle *tube digestif* tout l'appareil de la digestion, à partir de la bouche jusqu'au rectum inclusivement. L'*œsophage* est la partie de ce tube

comprise entre l'arrière-bouche et l'estomac. L'*esto-*
mac est une sorte de poche qui reçoit le bol alimentaire et qui se distend ou s'agrandit en raison
de la quantité d'aliments ingérés. L'estomac correspond extérieurement au creux de l'estomac qui est
l'*épigastre* des anatomistes. Les intestins font suite
à l'estomac. Ils se divisent en *intestin grêle* et *gros
intestin*; ce dernier se terminant par l'anus, porte
de sortie des matières, lorsqu'elles ont produit tout
leur effet nutritif utile. Les intestins, se pliant sous
plusieurs formes et surtout en zig-zag, sont enve-
loppés d'une membrane séreuse, le péritoine, et le
tout est retenu, serré dans la cavité abdominale, au
moyen de plusieurs couches de muscles que recouvre l'enveloppe cutanée. Le péritoine est, comme
toutes les *séreuses*, une sorte de poche mince et fer-
mée qu'on ne saurait mieux comparer qu'à un
bonnet de coton étendu et non rentré sur lui-
même.

Lorsque le bol alimentaire, formé des substances
qui ont été ingérées dans l'estomac, a subi une certaine macération dans ce viscère, il prend le nom
de chyme. On peut le considérer comme essentiellement composé de deux matières : l'une, propre à la
nutrition, qui reçoit le nom de chyle ; l'autre, inerte,
qui sera rejetée extérieurement à l'état de matières
fécales. La séparation s'en produit par les vaisseaux
chylifères qui, allant s'ouvrir dans les intestins,
absorbent du chyme, à mesure de son lent passage
dans ce long tube, la partie la plus nutritive, et la
transportent, sous le nom de chyle, dans le torrent
de la circulation.

C'est dans les reins que s'élabore l'*urine*, par une
sorte de filtration des liquides de la circulation. Des
reins, l'urine est amenée, par les *uretères*, dans la

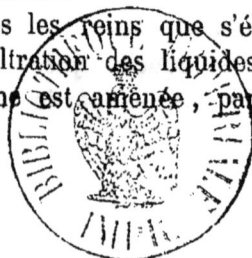

vessie d'où elle est expulsée, de temps en temps, au dehors, par le canal de l'*urèthre*.

CIRCULATION, RESPIRATION.

Le *cœur* est le centre et l'agent ou moteur du système de la circulation. C'est une sorte de poche de nature musculeuse, à parois épaisses et de forme ovoïde. Par un mouvement de dilatation, il aspire le sang que, par des contractions, il chasse ensuite dans tous les vaisseaux qui en émanent. Le cœur est renfermé dans la cavité thoracique, entre les deux poumons, un peu à gauche, en avant, reposant presque sur le diaphragme. Il est entouré d'une membrane séreuse qui a nom *péricarde*. Le cœur renferme quatre cavités : deux supérieures dites *oreillettes*, deux inférieures qui sont les *ventricules* ; les deux oreillettes n'ont pas entre elles de communication; les ventricules sont aussi séparés entre eux.

L'oreillette droite reçoit, par la veine cave, le sang noir ou veineux qui lui vient de tous les points du corps ; elle communique avec le ventricule droit qui lui est inférieur, par l'orifice auriculo-ventriculaire droit, pourvu d'une sorte de soupape qui s'oppose au retour du sang dans l'oreillette. Le ventricule droit communique avec l'intérieur du poumon au moyen de l'artère pulmonaire.

Les *poumons*, organe de la respiration, offrent à l'anatomiste deux masses molles, flexibles, dilatables, remplissant presque à elles seules la cavité thoracique. De couleur grisâtre, les deux poumons sont incomplètement séparés par le médiastin et le cœur. Le poumon droit, plus court et plus large que le gauche, est divisé en trois

lobes; ce dernier l'est en deux. L'état spongieux des
poumons est dû à d'innombrables cellules; ces cellules,
connues sous le nom de vésicules pulmonaires, reçoivent
l'extrémité de vaisseaux ramifiés qui constituent avec les
vésicules la masse de ce viscère. Ces vaisseaux, se divisant dichotomiquement jusques à la vésicule précitée,
sont de trois ordres : 1° bronches, pour le passage de
l'air de l'extérieur à la vésicule, par le fait de l'épanouissement des poumons; 2° artères pulmonaires, qui amènent du cœur à la vésicule pulmonaire le sang noir
veineux, impropre à la vie, et qui vient y subir, par
l'effet de l'hématose, sa transformation en sang rouge
artériel; 3° veines pulmonaires, qui ramènent le sang
rouge, ou artériel, de la vésicule pulmonaire au cœur,
par l'oreillette gauche; sang qui de là pénétrera dans
le ventricule gauche, d'où il sera poussé par les contractions de cet organe dans le grand système artériel,
arrivera dichotomiquement par les dernières divisions
artérielles, dans tous les tissus, d'où il sera repris
par les veinules et ramené, à l'état de sang veineux, par
la veine cave, dans l'oreillette droite, où commence
notre description.

L'artère principale qui, partant directement du ventricule gauche, reçoit le sang rouge qui doit porter la vie
dans toutes les parties du corps, est connue sous le nom
d'*aorte*. S'élevant presque verticalement, dès son origine
au ventricule gauche, cette artère forme une courbe
connue sous le nom de *crosse de l'aorte*, et avant de se
diriger verticalement de haut en bas, elle se ramifie
pour donner naissance au tronc brachiocéphalique, aux
artères carotides qui portent le sang rouge à la tête, et
aux sous-clavières qui vont se ramifier dans les bras.
L'aorte, en descendant le long de la colonne vertébrale,
forme, à la hauteur du bassin, deux rameaux très-impor-
tants : les artères crurales qui portent la vie dans les deux

membres inférieurs. Les artères, comme les veines, se
divisent dichotomiquement, à mesure qu'elles s'éloignent
du tronc principal ou des rameaux qui leur donnent naissance. Ces divisions, de plus en plus grêles, échappant
enfin à l'œil nu par leur extrême ténuité, constituent (avec
les muscles, les divisions correspondantes des veines avec
lesquelles elles vont s'anastomoser, avec l'épanouissement
des nerfs et le tissu cellulaire qui est plus ou moins rem-
pli par de la graisse, enfin avec quelques vaisseaux lymphatiques) la chair de l'homme, correspondant à la viande
des mammifères. On appelle généralement vaisseaux capil-
laires les divisions extrêmes des artères et des veines. C'est
dans cet ordre de vaisseaux que se produit l'intéressant
phénomène physiologique de la nutrition : les artères
déposant dans nos tissus les molécules de matière organique de nouvelle formation, destinées à les accroître
ou à en renouveler la constitution; et les veines char-
riant de proche en proche, jusques au cœur, et de là aux
poumons, les matières vieillies ou impropres à la vie.
Principalement à base de carbone, c'est à ce corps simple qui y domine qu'on attribue au sang veineux la
couleur noirâtre qui le distingue; carbone qui en se
combinant à l'oxigène de l'air, dans l'acte de l'hématose,
est transformé en acide carbonique et chassé, à l'état de
gaz, par l'expiration pulmonaire. Ajoutons que les poumons ne sont pas chez l'homme l'unique organe émonc-
toire de nos humeurs, et que le système de la circulation
trouve, dans les fonctions des reins et dans celles de la
transpiration cutanée, un moyen d'expulser du sang les
principes autres que le carbone, qui, par une altération
que nous ne pouvons nous expliquer encore, cessent
d'être propres à la vie. Les physiologistes voient dans ces
diverses fonctions un besoin constant de l'économie de
renouveler ses particules, en sorte que quelque avancée
en âge que soit une personne, son corps, qui est l'objet

d'une constante rénovation, peut, très-bien, être réellement d'une date assez récente d'imperceptible transformation.

TEMPÉRAMENT.

On désigne sous le nom de constitution, de complexion, de tempérament, une manière d'être particulière à certains sujets, une similitude entre les organisations de certains individus ayant une disposition plus grande à contracter telle ou telle affection, qui permet, jusqu'à un certain point, de créer entre eux des catégories spéciales et qu'on désigne, soit par le caractère le plus saillant de ces dispositions, soit quelquefois par une cause qu'on rapporte, à tort ou à raison, à cette manière d'être. Quelques médecins d'un grand nom ont attribué au tempérament une valeur de premier ordre, et Vallesius, par exemple, s'écriait que le médecin qui connaîtrait à fond les tempéraments serait presque l'égal des dieux. Le nom de diathèse, auquel on ajoute les qualificatifs *rhumatismale*, *dartreuse*, *scrofuleuse*, etc., a été employé souvent comme synonyme de tempérament; comme aussi sous le nom de vice *rhumatismal*, *dartreux*, *scrofuleux*, etc., certains pathologistes ont rendu exactement la même idée. Les humoristes, qui ne voyaient dans nos vaisseaux que des liquides plus ou moins altérés, ont fait jouer un grand rôle aux tempéraments, aux vices consanguins ou acquis; et la nouvelle école anti-humoriste, après avoir fait table rase de toutes ces expressions, a vu insensiblement reparaître dans son vocabulaire le mot déjà ancien de diathèse, comme synonyme de prédisposition, ou de susceptibilité morbide. C'est que les réformateurs en médecine ont

beau faire, les théories, qu'ils implantent à grand'-
peine souvent, ne sont viables qu'à la condition
d'être dans le vrai et de respecter les lois éternelles
de la création, méconnues trop souvent par un homme,
quelque génie qu'il ait, mais consacrées de tout
temps par l'observation, même vulgaire.

Les tempéraments, les constitutions, les vices
d'organisation des individus, les diathèses innées
peuvent être considérées comme une sorte d'infec-
tion qui aurait pour résultat de communiquer à nos
organes, ou aux liquides de l'économie, une tendance permanente à contracter des maladies spéciales; comme l'existence de germes spéciaux destinés à produire, dans les circonstances les moins
favorables, la maladie dont ils sont le rudiment.
Ajoutons que ces diathèses, ou vices innés, se
transmettent du père et de la mère aux enfants,
s'additionnant, se neutralisant au contraire, selon la
ressemblance ou la dissemblance de nos ascendants
dans leur union. De même, d'ailleurs, que les qua-
lités morales, que les défauts intellectuels et moraux
se transmettent par voie de génération, de même se
communiquent héréditairement beauté et défauts physiques, résistance et vices morbides, etc. Ne sait-on
pas combien les descendants des phthisiques, ou
poitrinaires, ont une tendance à le devenir; combien
les enfants d'apoplectiques ont à craindre les coups
de sang; combien la cataracte est fréquente dans
certaines familles; combien les bossus, les boiteux
et écrouelleux sont nombreux dans telle autre? Ne
sait-on pas encore que dans chaque génération et
telle famille se trouvent un ou plusieurs idiōts, ou
fous, ou épileptiques? Dans telle autre, ce sera des
cas de teigne à redouter; dans telle autre encore, la
goutte, etc., etc. Nous naissons, on le voit, avec des

prédispositions à telle ou à telle affection, mais des
accidents de contagion, le milieu dans lequel nous
vivons, des transformations qu'il n'est pas toujours
donné à l'homme de bien suivre, du moins de s'ex
pliquer, modifient quelquefois ces tempéraments dans
une plus ou moins grande période ; mais, et comment
qu'il en soit, elles doivent jouer un immense rôle
dans le traitement des maladies.

SPÉCIFIQUES.

On entend par spécifique un médicament qui exerce
une action spéciale sur une maladie, de manière à la
guérir, ou tout au moins à en diminuer l'intensité. Tels
sont les fébrifuges, les antiscrofuleux, les antidartreux,
les antichlorotiques, les antisyphilitiques, les vermifuges, etc.

On ne connaît pas, le plus souvent, le mode d'action
du spécifique : on sait cependant que les antigaleux agis-
sent en détruisant *l'acarus scabiei* ou ciron de la gale ;
que les vermifuges sont tous des vermicides, c'est-à-dire
qu'ils débarrassent le corps de l'homme des helmintes
qui le fatiguent, en détruisant ces entozoaires ; et on
pense encore que l'usage des ferrugineux a pour effet,
dans la chlorose, de redonner au sang le fer qui lui
manque ; etc.

TRAITEMENT.

Traitement et médication sont à peu près synonymes.
Le traitement est dit général, lorsqu'il a pour but de modifier les fonctions générales de l'organisme, les tissus,
les liquides de l'économie, etc. Il est dit local lorsqu'il
s'adresse au siége même de l'organe, ou de la partie
malade.

Les affections dont la peau est le siége sont, par leur forme spéciale, tellement distinctes des autres maladies ; elles sont d'ailleurs si fréquentes et si nombreuses qu'elles constituent une branche importante de la pathologie, désignée sous le nom de *dermatologie*. Des monographes modernes et d'un grand mérite, du reste, ont en quelque sorte banni le mot *dartres* de la glossologie médicale, pour y substituer des noms spécifiques constituant autant de divisions des phlegmasies cutanées, et ils ont réuni dans la même étude, et avec des affections chroniques formant l'ancien groupe des dartres proprement dites, un certain nombre de maladies à formes aiguës, appartenant essentiellement aux fièvres continues. Pour nous, qui voyons, avec de grandes autorités dans la science, le groupe des dartres parfaitement distinct des maladies exanthémateuses ou éruptions fébriles, nous n'entendons comprendre dans notre étude que des affections de la peau, essentiellement chroniques, tenant à un vice ou diathèse dartreuse plus ou moins héréditaire, constitué, soit par des taches ou rougeurs, soit par des papules, soit par des pustules, par des squammes, soit par des plaques plus ou moins ulcérées, par des tubercules, produisant de la démangeaison, de la cuisson, ou même une certaine douleur, mais se manifestant sans fièvre, ce qui est un des caractères

importants, à moins qu'ayant gagné en étendue, elles
n'aient fini par occuper une grande portion de la surface de l'enveloppe cutanée dont les fonctions perver-
ties ou supprimées peuvent déterminer une sorte de
fièvre. Qui dit dartres, dans un sens moins scientifique, entend toujours une affection de l'enveloppe
tégumentaire, qui a sans cesse une disposition à s'accroître, résistant plus ou moins à l'action des agents
thérapeutiques, si toutefois elle n'est point incurable,
et qui a toujours une grande tendance à récidiver,
tenant à un vice organique spécial, pouvant varier
à l'infini dans ses manifestations qui disparaissent
d'un point pour se produire sur d'autres, etc.

INTERTRIGO.

L'érithème-intertrigo se produit chez les sujets
dartreux à peau fine, dans les plis de l'aine, des
fesses, des aisselles, du nombril, entre les orteils,
etc. A prédispositions innées égales, les individus
gras y sont plus sujets que les maigres. L'urine, en
contact avec les parties du corps où le tégument y est
le plus fin, suffit à produire l'érithème intertrigo. Les
liqueurs acides déterminent le même effet. Aussi est-ce
à l'acidité très-sensible de la transpiration, chez les
sujets précités, qu'on rapporte la cause de cette affection se manifestant sur des points où la sueur se produit plus abondamment, surtout lorsque le frottement
vient s'ajouter à cette cause.

Quoique l'intertrigo ait pour cause première le vice dartreux, il est rare qu'il faille recourir à un traitement général pour en obtenir la cure. Il suffira, dans la plupart des cas, de recourir à des lotions d'acétate de plomb liquide (extrait de saturne) décuplé d'eau simple.

Lorsque cette affection se renouvellera fréquemment, on pourra préventivement employer avec avantage des onctions, sur les parties présumées devant en être le siége, avec notre pommade rouge siccative, dont suit la formule :

Cérat jaune ... .. 100 grammes.
Ext. de saturne... 6 —
Minium .... 1 —

Faites selon l'art.

Lorsque l'intertrigo se produit entre les orteils, ce qui est fréquent en été chez un grand nombre d'hommes voués aux travaux pénibles ou à une marche forcée, il en résulte, outre la difficulté à se mouvoir, une douleur assez vive et une odeur des plus repoussantes. On se débarrasse facilement de cette affection au moyen de quelques gouttes du liquide dont suit la formule, instillées entre les orteils qui sont le siége de cette affection ; instillation qu'on renouvelle une fois par jour, jusqu'à complète guérison.

Sous-acétate de plomb liquide........ 20
Minium (oxide rouge de plomb)....... 1

Triturez le minium dans un mortier, ajoutez peu à peu le sous-acétate de plomb. On agite avant de s'en servir.

Chez les personnes sujettes à l'intertrigo des orteils, dans l'été, on le prévient facilement par l'application du même liquide, tous les trois ou quatre jours. Cette mixture, qui est basique, jouit de la propriété de saturer d'une part l'humeur de la transpiration et lui enlève son âcreté; d'autre part, elle agit en fortifiant la peau : d'où résulte la régularisation des fonctions de la transpiration dont l'hypersécrétion est la cause primordiale de l'intertrigo.

Cette préparation, employée dans l'hygiène des pieds, chez toutes les personnes qui transpirent, rendra de grands services, car elle préviendra, à la fois, et une affection douloureuse et la production d'une odeur infecte. Et qu'on ne pense pas que son emploi puisse nuire en arrêtant la transpiration nécessaire à un équilibre des fonctions constituant l'état de santé, comme on est disposé à le croire : outre que ce liquide n'est appliqué qu'à la partie interne des doigts du pied, ce qui ne saurait agir sur la transpiration des autres parties du pied, il n'arrête nullement la sueur de ces parties limitées ; il la régularise simplement, nous le répétons.

GALE.

La gale, dès son début surtout, n'est nullement une affection dartreuse, mais simplement un état d'inflammation particulière de la peau, occasionné et entretenu par la présence, sous l'épiderme, d'un ciron (acarus scabiei), sorte de pou d'imperceptible volume, qui vit dans l'épaisseur du tissu cutané, où il pratique des sillons ou tanières, s'y propage rapidement et, y agissant comme corps étranger, détermine une vive démangeaison.

Lorsque la .gale, essentiellement contagieuse par sa nature, se développe chez un sujet dartreux, nous voulons dire né avec le vice dartreux, elle devient par cela même plus difficile à guérir, soit parce que les humeurs des sujets dartreux sont peutêtre plus propres à la nutrition et au développement de l'*acarus*, soit parce qu'après la destruction du ciron, au moyen des topiques spéciaux, l'inflammation qu'il a déterminée à la peau s'est constituée à l'état de dartre spéciale ; et c'est pour cette raison que nous comprenons la gale dans le cercle des affections qui nous occupent. C'est surtout chez les gens de la campagne, qui ne combattent que tardivement la gale ou qui ne le font qu'imparfaitement, qu'on rencontre souvent cette affection dégénérée. Quel que soit l'état de dégénérescence de cette maladie, le premier moyen à lui opposer consiste d'abord dans l'emploi des acaricides ordinaires, et si, après l'usage de ces moyens, il n'en résulte point la cure complète, c'est alors le cas d'en venir à l'emploi des moyens que nous allons exposer. Tout cela nous engage à consacrer à la gale un article assez complet.

La gale est caractérisée par une éruption vésiculeuse siégeant particulièrement entre les doigts, aux plis des articulations, où elle débute, mais s'étendant ensuite aux parties les plus tendres de la peau et spécialement à la partie interne des cuisses et au bas-ventre. Essentiellement contagieuse, c'est

après une période d'incubation de la durée de quatre
à six jours, quelquefois plus longue, que se déclare
la gale. Son apparition s'annonce par un léger prurit qui augmente pendant la nuit dans le point sur
lequel la contagion s'est produite, ordinairement aux
mains, entre les doigts, au poignet : de petites vésicules ou boutons légèrement rosés paraissent, se
multiplient. Par leur sommet s'écoule un liquide
trouble et visqueux, se couvrant ensuite d'une petite
croûte rougeâtre. En examinant avec soin, au moyen
d'une loupe, les vésicules de la gale, surtout à leur
début, on en voit partir un sillon sous-épidermique,
rouge-blanchâtre, dans lequel loge l'insecte précité,
cause de la maladie (l'acarus scabiei), globuleux, cou-
vert d'une sorte de carapace, pourvu de 8 pattes,
etc. Mais ce n'est point précisément dans la consta-
tation de l'acarus, quoique rigoureusement visible
à l'œil nu, que les hommes étrangers à la médecine
doivent chercher le diagnostic de la gale, mais, en
outre des caractères que nous venons de donner de
l'éruption, de son siége, de son invasion, etc., nous
conseillons d'examiner le milieu dans lequel vit le
sujet; de savoir s'il couche surtout avec une autre
personne, et, dans ce cas, si son compagnon de lit
éprouve aussi des démangeaisons, etc. Ce sera, pour
la plupart des cas, le caractère pratique, saillant que
nous recommandons et qui abrègera les recherches
du diagnostic.

Le traitement de la gale, pris surtout au début de
la maladie, s'est beaucoup simplifié depuis les travaux de M. Bourguignon, car on peut, assez souvent,
dans une séance, se débarrasser de cette affection

cutanée ; en voici l'exposé : 1° une friction générale
au savon noir, d'une demi-heure ; 2° immédiatement
après, bain simple d'une demi-heure, dans lequel la
friction se continue ; 3° au sortir du bain, friction
générale, pendant une demi-heure, avec le sulfure
calcaire ; 4° lavage de tout le corps à l'eau tiède. Ce
traitement, qui ne dure que deux heures, a obtenu
des résultats extrêmement satisfaisants à l'hôpital St-
Louis et dans d'autres établissements publics où il est
pratiqué avec soin et à l'aide d'hommes spéciaux. Il
n'en est pas tout-à-fait de même dans son application
chez la classe des travailleurs des petites villes et
surtout de la campagne : là, nous l'avons vu échouer
souvent, et soit la moindre fréquence du succès de
cette méthode, soit que le prix de cette médication,
dont le bain entre pour près de la moitié, soit,
dans les campagnes, la difficulté d'une baignoire,
soit enfin le temps à consacrer spécialement aux
opérations qu'exige le traitement, soit aussi peutêtre la difficulté de le suivre en secret, tout cela fait
que le traitement de M. Bourguignon n'a pas obtenu
la généralité d'application qu'on en attendait, et
nos travailleurs, si fréquemment atteints de la gale,
préfèrent encore, si ce n'est ceux des grandes villes,
l'emploi, facile à cacher, des pommades mercuriel-
les ou soufrées. Ces considérations nous amènent
naturellement à indiquer parmi ces pommades celles
qui réussissent le mieux ; or, voici ce qu'une longue
expérience nous a suggéré. S'agit-il d'une médication qu'on puisse employer en tout temps de l'année,
sans avoir à redouter le froid ou le temps pluvieux
qu'ont si souvent à supporter en hiver les travail-

leurs? c'est à la pommade d'Helmérich lavandulée qu'on aura recours.

Soufre sublimé........................	200 grammes.
Carbonate de potasse, sel de tartre.....	100 —
Axonge...............................	800 —
Essence de lavande...................	250 —

Faites selon l'art.

150 à 200 gram. de cette pommade seront employés en frictions, matin et soir, sur tous les points occupés par l'éruption (boutons de gale), ou ceux qui sont le siége d'une démangeaison. Ces frictions seront pratiquées de manière à ce que la pommade serve une dizaine de jours. Cette pommade répandant une odeur sulfureuse qui décèle l'emploi des préparations réputées le spécifique de la gale ou des dartres, veut-on une pommade à peu près inodore, au risque d'accidents, tels que le phthialisme, ou à la charge, par le malade, d'éviter tout froid et tout mauvais temps? c'est la pommade citrine du codex que nous conseillerons : 70 gram. de cette pommade seront divisés en six tablettes égales, et chacune de ces tablettes sera employée en frictions, une seule fois par jour seulement, répartissant le corps gras sur tous les points qui sont le siége de boutons ou d'une démangeaison. Après l'emploi de ce moyen, et pendant une semaine environ, le malade aura soin de pratiquer encore quelques frictions avec une petite quantité d'essence de lavande ou d'aspic dont l'odeur est loin d'être désagréable, sur tous les points où il resterait des boutons ou de la démangeaison.

Ainsi que nous l'avons déjà dit, les vieilles gales se compliquent d'affections telles que le lichen, le prurigo, l'eczèma, l'ecthyma, le furoncle, etc. Quelles que soient ces complications, nous nous sommes toujours bien trouvé de l'emploi continué de la pommade d'Helmerich lavandulée, en joignant à ce moyen l'administration, tous les cinq à six jours, de 50 à 60 gram. de sulfate de magnésie dissous dans un litre d'eau, à prendre dans la matinée par verres, toutes les heures; et si la maladie persiste encore, surtout quand il s'agit de dartres, telles que le lichen, l'eczèma, l'ecthyma, nous substituons à l'usage de la pommade d'Helmerich lavandulée l'emploi de la pommade d'Helmerich benzinée de notre formulaire. Ce serait enfin le cas de passer à l'usage interne de l'huile de foie de morue, à la dose de deux cuillerées, matin et soir, sans abandonner celui des purgatifs de sulfate de magnésie précités. Les malades qui n'aiment pas à boire une grande quantité de liquide pourraient remplacer le litre de solution de sulfate de magnésie par deux ou trois pilules écossaises de notre formule, pilules qu'on prendrait, à la fois, le soir en se couchant, en buvant, par-dessus, un verre d'infusion aromatisée, ou simplement un verre d'eau sucrée aromatisée à la fleur d'oranger. (Voir le Chapitre *Considérations générales* de la fin de l'opuscule.)

Le prurigo, le pityriasis, le lichen, l'ichthyose, la lèpre des modernes, l'herpès, l'acné et le sycosis cédant à des moyens thérapeutiques à peu près semblables, nous les traiterons dans un même groupe; nous réunirons dans un autre groupe l'eczèma chronique, le rupia et l'impétigo chronique. Le lupus, comme le favus, seront traités à part. Nous consacrerons encore un article spécial aux ophthalmies dartreuses, aux ulcères des jambes, dits ulcères variqueux. Enfin, nous consacrerons un appendice à la phthisie pulmonaire, à certaines gastrites et même à certaine surdité, maladies, dont la cause se lie au vice dartreux.

LE PRURIGO.

Le prurigo, qui tire son nom du prurit très-violent qui l'accompagne, est une maladie cutanée caractérisée par une éruption à peine visible de papules, de même couleur que la peau, lorsque les ongles ne les ont pas altérées, siégeant aux parties génitales, aux épaules, à la nuque, etc., et occasionnant des démangeaisons très-vives, augmentant assez souvent, la nuit, au point de devenir cruelles, insupportables. Les malades se grattent avec fureur, arrachent la peau et produisent ainsi des excoriations qui se recouvrent de croûtes brunes, sanguinolentes. La violence de l'irritation peut être portée assez loin pour provoquer la fièvre et divers accidents généraux ; et, si l'éruption a son siége aux organes génitaux, il peut en résulter divers accidents tels que leucorrhée satyriasis, nymphomanie, etc. Le prurigo peut encore se compliquer de la maladie pédiculaire ou phthiriase, d'éruptions papuleuses, vésiculeuses, furonculeuses.

Le prurigo benin cède quelquefois aux bains tièdes simples, à des lotions d'eau de savon, à des lotions alcalines, ainsi préparées :

Sous-carbonate de potasse....... 10 grammes.
Eau dist. de roses, ou eau simple. 150   —

en fomentations ou en lotions, 7 à 8 fois le jour; mais j'ai employé, un grand nombre de fois, avec grand succès, la simple solution dont suit la formule :

Sulfate de fer........... 8 grammes.
Eau de roses ou eau simple. 150   —

en lotions de temps en temps, cinq à dix fois le jour.

Lorsqu'après avoir essayé ces divers moyens, nous n'obtenons pas un effet marqué, nous avons alors recours, avec avantage, à l'emploi simultané de l'huile de foie de morue, à la dose de deux cuille-rées, matin et soir; à celui d'un purgatif, toutes les semaines, avec 60 grammes de sulfate de magnésie, dissous dans un litre d'eau, à prendre par verres, tous les quarts d'heure, dans la matinée; et à des onctions avec la pommade suivante, deux ou trois fois le jour :

Cérat sans eau............. 20 grammes.
Oxyde rouge d'hydrargyre... 1   —
Essence de lavande......... 1   —

Dans quelques cas, nous avons substitué, avec avantage, à l'emploi de la solution de sulfate de ma-gnésie précitée, celui des pilules dont suit la formule :

Aloës des Barbades vrai. 2 grammes 50
Gomme-gutte.......... 2   —   50
Rob de sureau........ 1   —   50
Huile volatile d'anis..... Une goutte pour 24 pilules, .

Ces pilules sont administrées le soir, en se couchant, à la dose de deux ou trois, selon le tempérament du malade, buvant par-dessus un bol de thé, ou simplement un grand verre d'eau sucrée, ou non sucrée, aromatisée avec un filet d'eau de fleurs d'oranger.

Lorsque le prurigo est compliqué de phthiriase, c'est-à-dire de production de poux, ce qui se présente quelquefois chez des vieillards ou chez des sujets affaiblis par des maladies, on maintient le traitement interne précité et on substitue aux frictions de pommade à l'oxyde d'hydrargyre, des onctions avec l'onguent napolitain. J'ai toujours vu ces médications triompher des diverses variétés de prurigo ; mais pourtant, ce n'a été quelquefois qu'à la longue.

Ajoutons qu'on devra alterner, pendant l'usage de l'huile de foie de morue, l'emploi de la pommade précitée d'oxyde rouge d'hydrargyre avec la solution de sulfate de fer dont la formule précède.

LE PITYRIASIS.

Le pityriasis est une inflammation chronique et contagieuse de la peau qui s'annonce par des points et plus souvent par des taches rouges sur lesquelles s'établit et se renouvelle une desquammation farineuse ou foliacée de l'épiderme (Rayer). Les anciens le désignaient sous le nom de dartre farineuse, dartre furfuracée.

Le pityriasis est général ou local : il est rare qu'il attaque une grande surface de la peau. Nous n'entendons traiter ici que du pityriasis à l'état chronique, comme l'indique notre titre, ayant son siége au cuir chevelu.

Le premier moyen à employer, celui que nous avons vu le mieux réussir, consiste en des onctions sur les parties affectées, avec la pommade suivante :

> Axonge...................... 20 grammes.
> Bioxide d'hydrargyre........... 1 —
> Essence de cèdre de Virginie..... 20 gouttes.

L'essence de térébenthine peut très bien remplacer l'essence de cèdre dans l'exécution de cette formule; mais il y a cette différence, pour la personne qui en fait usage, que l'huile essentielle de cèdre a un arôme suave, tandis que l'odeur de térébenthine est pénétrante et désagréable. Pour l'emploi de cette pommade, on ne coupe pas les cheveux, autant que possible, et, avec le doigt imprégné de pommade, on la porte sur tous les points; on frictionne et on passe ensuite le peigne clair.

Si, après l'usage, pendant quinze jours, de cette pommade, on n'obtenait pas une amélioration très-marquée, on continuerait encore, mais en joignant à ce moyen externe l'emploi interne de l'huile de foie de morue, à la dose de deux cuillerées, matin et soir, concurremment, tous les cinq à sept jours, avec celui d'un purgatif qui résultera de la dissolution à froid, dès la veille, de 60 gram. de sulfate de magnésie dans un litre d'eau, à prendre par verres, tous les quarts d'heure, dans la matinée, ou, à la place de cette solution magnésienne, deux ou trois pilules purgatives selon la formule qui suit, prises de préférence le soir, en se couchant, buvant par-dessus une tasse de thé, d'infusion de tilleul, ou simplement d'eau sucrée aromatisée à la fleur d'oranger.

<pre>
Aloës des Barbades............   2 gr. 50 centigr.
Gomme-gutte..................   2 — 50   —
Rob de sureau................   1 — 50   —
Huile essentielle de menthe, deux gouttes pour 24 pilules.
</pre>

Lorsque le pityriasis qui a son siége au cuir chevelu est peu intense et qu'il se borne à l'existence de quelques pellicules furfuracées, sans douleur, sans cuisson, produisant seulement quelques démangeaisons, on peut le combattre avec succès par l'application de la solution suivante :

<pre>
Alcool à 50 degrés............   100 gr.
Bichlorure d'hydrargyre.......   »   10 centigr.
Teinture de benjoin..........   5 gr.
Huile essentielle de cèdre de Virginie, deux gouttes.
</pre>

On en instille quelques gouttes sur les diverses parties du cuir chevelu, en écartant les cheveux par mèches, et on passe le peigne. On renouvelle matin et soir.

LICHEN.

Le lichen est caractérisé par une éruption ordinairement chronique de papules rougeâtres, ou de la couleur de la peau, prurigineuses, le plus souvent disposées par groupes, se terminant ordinairement par une desquammation furfuracée (Tardieu).

Le lichen se montre ordinairement à l'état chronique et sans troubles généraux. Cette affection occupe la face, le cou, la face dorsale des mains, de l'avant-bras, le pli du jarret. Tantôt ces papules sont blanchâtres ou légèrement rouges, quelquefois d'un rouge obscur, s'accompagnant d'une démangeaison plus ou moins vive; irrégulièrement disséminées, ou réunies en groupes circulaires qui s'étendent progressivement du centre à la circonférence, ou en bandelettes plus profondément enflammées quand elles siégent sur les parties couvertes de poils; quelquefois s'élevant comme des plaques ortiées. Cette affection, qui ne dure quelquefois que 8 à 15 jours, passe fréquemment à l'état chronique permanent, s'exaspérant de temps en temps, se terminant provisoirement, le plus souvent, par la desquammation furfuracée des papules. Dans une forme plus grave, les élevures sont saillantes, d'un rouge vif, agglomérées sur une surface enflammée, déterminant une chaleur extrêmement pénible et un prurit intolérable (Tardieu). Lorsque la maladie est à l'état chronique, la peau est salie, ridée, rugueuse, excoriée. Lorsque le lichen se produit sous l'influence de la syphilis, il réclame, comme toutes les dartres de cette nature, un traitement interne antisyphilitique, mais avec l'application des topiques que nous allons conseiller.

Lorsque le lichen se produit sous la forme bénigne et qu'il n'est point douloureux, nous conseillons simplement l'emploi, en onctions, de la pommade suivante, deux fois par jour, au lever et au coucher.

Cérat jaune sans eau....................	20 grammes.
Bioxyde d'hydrargyre.................	1 —
Acétate de plomb liquide..............	4 —
Huile essentielle de cèdre de Virginie.....	dix gouttes.

Faites selon l'art une pommade homogène.

Lorsque l'affection est accompagnée de douleurs, nous donnons la préférence à la formule qui suit :

Cérat jaune.................	50 gram.	00 cent.
Ext. de saturne............	6 —	00 —
Minium..........	0 —	50 —
Oxyde rouge d'hydrargyre....	0 --	50 —
Ext. d'opium..............	0 —	50 —

Faites selon l'art une pommade homogène.

En même temps que l'emploi de ces pommades, usage d'huile de foie de morue, à la dose de deux cuillerées à bouche, matin et soir, dont on favorisera l'effet dépuratif au moyen d'un purgatif, tous les sept jours environ, ainsi que nous l'avons indiqué au · chapitre précédent.

Les sujets à peau fine, les personnes du sexe surtout, sont très souvent atteintes de lichens, siégeant à la face, au front, aux tempes, aux joues, au pourtour des lèvres, etc. Un moyen de diminuer cette affection cutanée et surtout de la dissimuler, lorsqu'on répugne à suivre le traitement prescrit à l'huile de foie de morue, aidé des purgatifs, consiste à faire usage en onctions, tous les matins, après sa toilette, sans préjudice d'une application, le soir, du *Cold-cream* dont suit la formule :

Cire blanche................	3	grammes.
Blanc de baleine.............	3	—
Huile d'amandes douces........	30	—
Eau de roses................	10	—
Ext. de saturne............	2	—
Essence d'amandes amères.....	3	gouttes.

Faites dissoudre à une douce chaleur la cire et le blanc de baleine dans l'huile. Retirez du feu, agitez, laissez refroidir. On ajoute par l'agitation, dans un mortier, l'eau de roses et l'ext. de saturne; enfin, l'essence d'amandes amères.

Ce topique, extrêmement précieux pour combattre les gerçures de la face, réussit également pour les gerçures des mains. Nous le recommandons encore aux personnes atteintes de pityriasis à la face ou aux mains et qui, ne voulant pas se soumettre au traitement antidartreux indiqué, voudraient plutôt dissimuler que guérir cette maladie.

ICHTYOSE.

L'ichtyose est une affection presque toujours héréditaire constituée par un état particulier de l'enveloppe cutanée, dans laquelle la peau est sèche, rugueuse, sans perméabilité, couverte sur une plus ou moins grande étendue, assez souvent sur les membres seulement, d'écailles grisâtres, rudes, épaisses, adhérentes, qui lui donnent l'aparence de la peau des poissons. Cette maladie essentiellement chronique résiste souvent aux moyens les plus énergiques ; cependant nous avons vu opérer par les nôtres, ou nous avons opéré nous-même des guérisons ou de grandes améliorations ; et ces résultats presque inespérés nous font un devoir d'en indiquer les moyens.

Ils résident surtout dans trois ordres de traitements internes, employés alternativement, de la durée chacun d'une quinzaine, et dans l'emploi simultané de quelques bains sulfureux alternant avec des onctions avec la pommade d'Helmerich benzinée.

L'huile de foie de morue, à la dose de quatre cuillerées par jour, pendant une quinzaine, d'une part; le sel ammoniac, en pilules selon notre formule, à la dose de 4 à six par jour, pendant une autre quinzaine; et nos pilules arsénicales, à la dose de 6 à 18 par jour, pendant une même période de temps, constituent le traitement interne. Comme adjuvant, et tous les sept à huit jours, un purgatif sera administré ainsi que nous le conseillons à l'article qui précède.

PILULES DE SEL AMMONIAC.

Chlorhydrate d'ammoniaque........... 32 gr.
Gomme arabique.................... 16
Eau q. s. pour 144 pilules.

PILULES ARSÉNICALES.

Acide arsénieux................ 30 centigrammes.
Charbon végétal................ 1 gramme.
Sucre de lait.................. 7 ―

Broyez exactement dans un mortier de marbre ou de porcelaine à fond dépoli ; ajoutez :

> Poudre de guimauve.............. 8 grammes.
> — de gomme................ 5 —
> Eau q. s. pour 192 pilules.

POMMADE D'HELMERICH BENZINÉE.

> Prenez pommade d'Helmerich des formulaires... 100 gram.
> Benzine dite Benzine-Colas.................. 25 —

Mêlez.

En frictions, deux fois par jour sur les parties affectées.

BAINS SULFUREUX.

> Sulfure de potasse (foie de soufre).. 100 grammes
> Cristaux de soude................ 50 —

On met à dissoudre à froid, dans un litre d'eau, et on ajoute à un bain simple dont la température devra être entre 27 et 30 degrés centigrades.

Ces bains seront donnés au nombre d'un ou deux toutes les semaines. L'acide sulfhydrique ou hydro-gènesulfuré, qui se produit dans l'emploi de ce bain, attaquant les métaux, il sera bon d'employer une baignoire de bois ou de pierre ; ce qui n'est point indispensable cependant, comme semblent le croire bien des gens, car, d'une part, les sulfures métalliques qui se forment, étant insolubles, ne sauraient agir sur nos organes et y exercer une action nuisible ; d'autre part, la couche de sulfure métallique qui se produit à la surface interne de la baignoire, exerce, à cause de son insolubilité, un pouvoir préservatif sur les couches plus profondes, d'où il suit que l'action corrosive ultérieure de l'acide sulfhydrique se trouve singulièrement atténuée.

PSORIASIS ET LÈPRE.

Le psoriasis et la lèpre des modernes sont deux maladies qui ont le plus grand rapport, et sont essentiellement caractérisées par des plaques variables sous le rapport de leurs formes et dimensions, composées de squammes minces, d'un aspect blanchâtre et nacré.

Le traitement sera d'abord le même que celui que nous indiquons pour combattre le lichen (voir ce chapitre); et si on n'obtenait un plein succès, on passerait au traitement indiqué dans le précédent chapitre consacré à l'ichtyose.

ACNE ROSEA.

L'acne rosea, connu sous le nom de couperose, est constitué par de petites pustules rouges, plus ou moins enflammées, à base profonde, suppurant lentement et incomplètement. Son siége est plus spécialement au front, sur le nez, les joues, rarement sur le cou, plus rarement sur le corps. Cette affection ne se montre que dans l'âge adulte, moins fréquente chez les hommes que chez les femmes, surtout après qu'elles cessent d'être réglées. Elle s'observe souvent cependant chez les hommes phthisiques adonnés à à la bonne chère, ou qui abusent des boissons alcooliques, telles que vin, liqueurs, bière, etc., comme elle semble se produire encore sous l'influence des travaux excessifs de l'esprit. De petites pustules rouges, disséminées ou réunies, se montrent sur la face, au visage, d'où résulte une coloration irrégulière, plus ou moins rosée. Elles s'élèvent et se dessèchent rapidement, mais pour reparaître avec une grande facilité (Tardieu). Ces rougeurs, qui constituent une phlegmasie des follicules sebacés, alternent avec de vraies pustules. La peau devient rugueuse et conserve une teinte violacée qui augmente sous l'influence de toute excitation vive ; les veines cutanées se dilatent et forment des lignes bleuâtres irrégulièrement disséminées sur la peau (Rayer). Elle peut gagner les conjonctives et même les gencives. Chez les ivrognes on voit, assez souvent, la couperose se borner à l'extrémité du nez, sur laquelle elle détermine la formation de tubercules bourgeonnants, d'un rouge livide tout-à-fait caractéristique.

Considérée longtemps comme incurable, il n'est pas impossible de guérir les cas les moins invétérés, mais à la condition de suivre à la fois un traitement long et un régime approprié.

Le traitement interne consistera, en alternant par période de quinze jours, en l'usage de l'huile de foie de morue, à la dose de deux cuillerées matin et

soir, et de nos pilules arsénicales, pilules formulées
à l'article *ichtyose*, qui seront prises au nombre de 6
à 18, comme il y est indiqué.

Se purger toutes les semaines avec deux ou trois
de nos pilules écossaises, composées comme il suit :

Aloès des Barbades vrai
Gomme-gutte } de chaque... 5 grammes.
Rob de sureau...................... 3 —
Huile essentielle d'anis.............. 2 gouttes.

Pour quarante-huit pilules qu'on prend, en se
couchant, le soir, buvant par-dessus une tasse d'infusion légère de thé.

Quant au traitement externe, il devra se borner
à des onctions, plusieurs fois le jour, avec le topique
suivant :

Précipité blanc............. 0 gr. 50 centigr.
Précipité rouge............. 0 — 50 —
Minium.................... 0 — 10 —
Cérat sans eau............ 20 — » —
Huile essentielle de cèdre de Virginie, 10 gouttes.

Faites selon l'art une pommade homogène.

Les malades devront s'abstenir complètement de
toute boisson alcoolique : ni vin, ni liqueur, ni
bière, ni cidre. Le sucre n'étant pas nuisible, ils
pourront en user sans inconvénient dans les boissons
dont ils feront usage. Manger peu de viande, et faire
généralement usage d'aliments peu nutritifs : lait,
légumes, fruits, crus ou cuits. Le sel de cuisine
n'est nullement nuisible, comme on semble généralement le croire, ses effets étant trop souvent con-

fondus avec ceux des épices ou condiments : poivre,
girofle, ail, oignon, etc. Le sel ou chlorure de sodium
jouit des propriétés dépuratives, à la manière de
l'iodure de potassium. (Voir nos *Considérations générales* à la fin de la brochure.)

SYCOSIS.

Le sycosis ou mentagre est une affection connue
des anciens, selon Pline; réputée contagieuse, con-
sistant en une éruption successive de petites pustules
acuminées, paraissant le plus souvent sur la lèvre
supérieure, sous le nez. Elle est plus fréquente chez
les priseurs de tabac, que l'âcreté de cette plante,
constamment en contact avec la peau, excite à un
haut degré. De la lèvre supérieure elle envahit bientôt le menton, et s'étend parfois sur tous les points de
la face où existent des poils. Une exsudation, qui ne
tarde pas à former des croûtes plus ou moins éten-
dues, succède aux pustules, et, par les progrès du
mal, la peau se gonfle et se couvre de bourgeons
tuberculeux (Tardieu), sur lesquels se développent
de nouvelles pustules qui, offrant des surfaces rouges
et croûteuses, donnent au visage un aspect hideux.
Les poils sont détruits dans une plus ou moins
grande étendue.

La mentagre a une assez grande tendance à récidiver, mais la guérison en devient, on peut dire,
facile aujourd'hui, avec les moyens que nous allons
indiquer,

Traitement interne à l'huile de foie de morue, à la dose de deux cuillerées, matin et soir.

Toutes les semaines se purger au moins une fois, soit avec 60 gr. de sulfate de magnésie dissous dans un litre d'eau à prendre par verre, tous les quarts d'heure dans la matinée, soit avec deux ou trois pilules purgatives de notre formule, qu'on prend à la fois le soir en se couchant, buvant par-dessus une bonne tasse d'infusion de thé ou de tilleul, ou simplement de l'eau sucrée, aromatisée à la fleur d'oranger.

Onctions plusieurs fois par jour avec la pommade dont suit la formule :

Bioxide d'hydrargyre, précipité rouge.... 1 gramme
Oxyde rouge de plomb.................. 10 centigr.
Cérat sans eau....................... 16 grammes.
Essence de cèdre de Virginie.......... 10 gouttes.

Faites selon l'art un mélange homogène.

ECZÈMA CHRONIQUE.

L'eczèma, dartre vive, à l'état aigu, est une éruption de petites vésicules rapprochées et agglomérées, s'élevant sur une surface rouge et enflammée, exhalant, après s'être rompues, une humeur séreuse ou séro-purulente qui se concrète en écailles plus ou moins épaisses (Tardieu).

L'eczèma chronique, le seul qui nous occupe, s'il n'est pas entretenu par une cause locale particulière, envahit plusieurs points de la surface du corps ; l'inflammation pénètre plus profondément ; sous l'influence du suintement, la peau se gerce, saigne, s'excorie ; l'humeur devient abondante, ichoreuse, purulente ; la démangeaison est vive, atroce, persistante. Lorsque la maladie est ancienne, des affections des voies digestives, des épanchements séreux, un affaiblissement graduel peuvent amener une terminaison fâcheuse. L'eczèma complique souvent diverses affections chroniques de la peau.

C'est encore dans l'huile de foie de morue et dans les purgatifs que nous trouverons les agents curatifs de l'eczèma chronique, dartre essentiellement respectable dans quelques cas, sous peine de déterminer des repercussions graves. Aussi est-ce les moyens internes que nous préconiserons avant tout. L'huile de foie de morue sera administrée pendant long-temps, à la dose de 2 cuillerées, matin et soir, et son effet aidé par l'administration hebdomadaire d'un purgatif, soit 60 gr. de sulfate de magnésie dissous dans un litre d'eau, par verre, tous les quarts d'heure dans la matinée, soit de deux à trois pilules purgatives administrées le soir, ainsi que nous l'avons dit aux articles qui précèdent.

Quant aux moyens externes, ils devront exercer une action simplement mécanique en garantissant la plaie de l'action de l'air, ou en rendant la peau plus souple ; telle est une pommade légèrement siccative dont suit la formule :

Cérat jaune, sans eau......,.	100 grammes.
Extrait de saturne........	6 —
Minium..‹...	1 —

Opérer selon l'art pour obtenir une pommade homogène qu'on emploiera en pansements, en l'étendant sur un linge fin.

IMPÉTIGO.

L'impétigo à l'état chronique constitue les maladies connues sous les noms de teigne muqueuse lorsqu'il a son siége au cuir chevelu, et de teigne de lait lorsqu'il est à la face. C'est une affection de la peau qui a beaucoup d'analogie avec l'eczèma ; caractérisée par de très petites pustules non contagieuses, suivies de croûtes épaisses, rugueuses, jaunes ou verdâtres. Maladie de l'enfance, elle affecte principalement les sujets à peau blanche et fine, blonds, à belle incarnation, lymphatiques. L'impétigo chronique du cuir chevelu pourrait être, dans quelques cas, confondu avec la teigne blanche, ou favus ; mais il sera toujours facile de les distinguer, en ce que l'impétigo ne provoque pas la chute des cheveux, tandis que le favus, au contraire, a pour caractère essentiel d'altérer le bulbe pileux et de détruire les cheveux. L'impétigo larvalis (croûtes de lait) se développe le plus souvent chez les enfants d'un à quatre ans. Il recouvre une plus ou moins grande surface enflammée, d'où suinte un liquide sero-purulent qui produit les croûtes. Il y a chaleur, tension et prurit. On voit des enfants qui ont le visage entièrement recouvert d'un masque croûteux.

Cette affection, qu'elle ait son siége au visage ou à
la tête, n'est ni grave ni de grande durée. C'est, d'ailleurs, une de celles qu'il convient, dans l'intérêt de la
santé générale, de respecter, et qu'on doit chercher
plutôt à régulariser qu'à guérir ; du moins jusqu'à ce
que le sujet soit d'âge à faire un traitement interne.
Nous conseillons extérieurement des onctions, sur les
croûtes, avec de l'huile d'olive simple, qui a pour effet
de les dissoudre et de faciliter l'écoulement de l'humeur qui les produit; ce qui, en favorisant ce mouvement naturel, diminue et la chaleur et le prurit qui
fatiguent le jeune malade. Il n'y a pas d'inconvénient,
pour la propreté de la tête, à la nettoyer de temps
en temps avec un jaune d'œuf et de l'eau tiède, ce
qui réussit on ne peut mieux. On peut aussi la laver
avec du savon et de l'eau tiède. Toutefois, ces lotions
de propreté devront se pratiquer dans un lieu chaud,
à l'abri des courants d'air, en agissant avec beaucoup de prudence pour éviter à l'enfant une aggrava-
tion dans son état, ou la production de maladies qui
résulteraient d'un refroidissement sur une partie
attendrie par des lotions récentes.

Lorsque les enfants seront d'âge à faire un traitement à l'huile de foie de morue, on pourra par ce
moyen, et sans inconvénient, les débarrasser de l'impétigo. Il s'agit de leur administrer, matin et soir,
une cuillerée de cette huile à l'usage de laquelle ils
s'habituent assez souvent sans peine, et de les purger
toutes les semaines avec le mélange suivant :

Huile de ricin récente....	12 à 20 gr.	
Sirop de chicorée........	10 à 15 —	suivant l'âge.
Eau distillée de menthe,.	30 à 40 —	

Mêlez (1).

A prendre en une prise, en agitant préalablement.

Lorsque le sujet est trop jeune pour qu'on puisse le soumettre à l'usage de l'huile de foie de morue, c'est à un régime, dans lequel l'usage du café entrera pour une grande part, qu'il faut demander une modification dans la constitution des humeurs. (Voir à cet effet, notre dernier chapitre : *Considérations générales.*)

FAVUS.

Le favus, teigne faveuse, teigne proprement dite, affection de la peau, essentiellement contagieuse, se montre presque exclusivement au cuir chevelu, bien que pouvant affecter d'autres parties du corps. Le favus, caractérisé par le développement de pustules très petites, enchâssées dans l'épiderme, donnant lieu à des croûtes jaunâtres d'un caractère particulier, est une maladie qu'on est fondé aujourd'hui à attribuer à un végétal parasite microscopique du genre *achorion*, et qu'on ne saurait mieux comparer qu'au lichen qui se développe à la surface de nos arbres.

Le favus se produit surtout chez les enfants de l'âge de sept à douze ans, et de préférence chez des sujets lymphatiques, affaiblis par la misère, par un

---

(1) Voir, à la fin de la brochure, le tableau de la répartition des doses des médicaments, suivant l'âge.

travail au-dessus des forces de l'individu, par des habitudes vicieuses, par des privations, ou sous l'influence d'une alimentation insuffisante ou de mauvaise qualité, de la malpropreté, d'une habitation mal aérée ou malsaine, enfin, et le plus fréquemment, de la contagion.

La maladie débute ordinairement par une petite élevure de l'épiderme, au centre de laquelle apparaît un petit corps jaunâtre enfermé dans le derme qu'il déprime et auquel il adhère. L'exsudation purulente ne tarde pas à se produire, et bientôt les parties excoriées de l'épiderme s'effacent pour faire place au cryptogame, dont la surface est jaune de soufre, lisse, sèche, nettement circonscrite, ordinairement concave à l'extérieur, convexe par la face adhérente, irrégulièrement arrondie et d'un diamètre qui varie de 1 à 15 millimètres (Ch. Robin). La partie concave est implantée dans l'épaisseur de la peau. Ajoutons que le favus peut envahir entièrement le cuir chevelu; qu'il détruit à peu près complètement les bulbes pileux, ce qui occasionne la calvitie des parties affectées et qui est le caractère essentiel de cette affection; que les ganglions lymphatiques voisins sont plus ou moins engorgés. Enfin il est ordinairement accompagné d'une production considérable de poux et d'une odeur aigre qui rappelle celle de la souris, ou de l'urine de chat.

La teigne qui constituait une maladie très tenace, faisant le désespoir de la médecine, et pour le traitement de laquelle on avait le plus souvent recours à l'emploi de la calotte de poix, dont l'application, à l'effet de dépiler la surface faveuse, était extrêmement douloureuse, est devenue aujourd'hui, grâce aux progrès de la médecine, une affection facilement curable.

Une maladie qu'on peut confondre parfois avec le favus (l'herpès tonsurant, teigne tondante), étant curable par les mêmes agents, nous nous dispenserons d'en faire un chapitre à part. Nous dirons seulement de l'herpès tonsurant, que non seulement on en triomphe par la thérapeutique de la teigne, mais encore que l'alopécie qui en est le caractère le plus saillant cesse sous son influence, et le sujet recouvre dans un temps assez court l'intégralité des cheveux qu'il avait perdus, ce qui ne se produit qu'exceptionnellement ou partiellement dans la guérison du favus.

Les enfants qui sont atteints de bonne heure de la teigne favus restent chétifs, malingres. Plusieurs tombent dans un état de cachexie qui exerce une influence fâcheuse sur leur intelligence (Cazenave).

La base du traitement de la teigne est encore l'huile de foie de morue, dont l'usage, à la dose d'une ou deux cuillerées matin et soir, suivant l'âge du sujet, sera combiné avec celui des purgatifs, une ou deux fois par semaine. Les personnes adultes ou presque adultes, c'est-à-dire vers 15 ans chez l'homme et 13 ans chez l'autre sexe, se trouveront bien des pilules écossaises, suivant notre formule ci-après, dont le nombre variera d'une à trois, administrées le soir en se couchant, ou de grand matin, buvant par-dessus une tasse d'infusion chaude ou froide de tilleul, ou simplement de l'eau un peu sucrée et aromatisée à l'eau de fleur d'oranger.

PILULES ÉCOSSAISES FORMULE GAFFARD

Aloès des Barbades vrai.........	5 grammes.
Gomme-gutto...........	5 —
Rob de sureau.................	3 —
Huile essentielle d'anis..........	2 gouttes.

Pour 48 pilules égales.

Pour les sujets au-dessous de l'âge précité, on pourra encore administrer ces mêmes pilules à dose proportionnée, ou les remplacer par de l'huile de ricin, dont la dose, à 6 à 7 ans, sera de 30 à 35 grammes ; à 8 ans, de 40 grammes ; à 9 ans, de 45 grammes ; à 10 ans, de 50 grammes ; à 11 ans, de 55 grammes ; à 12 ans, de 60 grammes ; à 13 ans, de 65 grammes ; à 14 ans, de 70 grammes. Cette huile qui, lorsqu'elle est récente, n'a presque pas de mauvais goût, pourra être administrée facilement chez les enfants, en y mêlant une fois et demie de son poids d'eau de menthe. On agite fortement et on avale. On leur donne par-dessus un peu de sucre, ou quelques pastilles au même arôme, c'est-à-dire à la menthe. Quelques personnes, dans nos campagnes surtout, prennent l'huile de ricin d'une manière toute différente et qui réussit encore assez bien : elles composent une demi-tasse de bouillon relevé avec de l'ognon et même de l'ail, dans lequel le beurre ou la graisse sont remplacés par l'huile de ricin. Ce bouillon est convenablement salé et même un peu poivré, de telle sorte que le malade, si l'huile est récente, puisse presque se méprendre avec un bouillon maigre.

Quant aux moyens locaux ou topiques, ils se bor-
nent, à peu de chose près, à l'emploi de la pommade
suivante :

Soufre sublimé......................	50 gr.
Carbonate de potasse (sel de tartre).....	25 —
Chlorure de sodium (sel marin)........	15 —
Benzine.........................	60 —
Axonge.........................	200 —

F. s. a. une pommade parfaitement homogène.

Cette pommade s'applique, matin et soir, en
onctions et légères frictions sur le siége des croûtes.
On recouvre, par-dessus, simplement au moyen des
cheveux, lorsque la portion de cuir chevelu affectée
est assez bornée pour cela, ou, lorsqu'on a affaire à
une surface plus grande, avec une coiffe ou une calotte
de toile, ou simplement, chez les gens pauvres surtout, avec un segment de vessie de mammifère, de
cochon, par exemple, qui prend aisément les con-
tours de la tête du sujet, et qui empêche, par son
interposition entre la pommade et la coiffure du
malade, que celle-ci ne se graisse, et maintient celle-là
en contact avec le favus. On ne coupe, à cet effet,
de cette vessie, que la portion nécessaire pour recouvrir les parties onctionnées.

La propreté du corps, une nourriture saine et une
habitation salubre, ont une certaine importance
dans le traitement de la teigne; non pas qu'on ne
puisse, avec notre traitement, guérir cette affection
dans un état de misère où sont trop souvent les malades qui en sont atteints, et qui permet peu de
ce côté; mais ces conditions, quand on peut les rem-

5

plir, viennent en aide au traitement, comme à la
nature qui a une tendance d'autant plus grande à
nous débarrasser des maladies, en général, que le
milieu dans lequel nous vivons est plus propre au
jeu régulier de nos fonctions.

Le vin est généralement nuisible, même chez les
sujets les plus débilités par la maladie; mais nous
lui substituons avec grand avantage le café noir,
sucré ou non sucré, ce qui importe peu, administré
à la dose de deux demi-tasses par jour, après les
deux principaux repas.

Quoique l'huile de foie de morue doive faire la
base de notre traitement, nous avons maintes fois
guéri des teigneux sans le secours de cette huile,
chez de jeunes sujets qui ne pouvaient en supporter
le mauvais goût, et seulement par les autres moyens
précités, tels que l'usage du café, des purgatifs et de
la pommade. Néanmoins, nous conseillons de se
borner seulement à ces moyens, dans les seuls cas où
il sera absolument impossible de disposer de l'emploi
de l'huile dont les effets tendent à abréger singulièrement la durée du traitement, sans compter qu'il est
des cas où son usage est indispensable.

LUPUS.

Le lupus est une inflammation cutanée chronique,
caractérisée par des tubercules plus ou moins volu-
mineux, solitaires ou réunis en groupes, et affectant

deux formes très-distinctes ; laissant, dans l'une (lupus excedens) des ulcères rongeants et croûteux (Alibert); dans l'autre (lupus non excedens), une altération profonde de la peau sans ulcération (Rayer). Cette affection est souvent liée à la scrofule, mais elle se montre aussi indépendante et idiopathique, attaquant de préférence la jeunesse et le sexe féminin, et se développant sous l'influence des plus mauvaises conditions hygiéniques (A. Tardieu).

Le *lupus excedens* (dartre rongeante d'Alibert), se développe plus spécialement à la face, sur le nez, à l'ouverture des fosses nasales. Les tubercules se produisent lentement, durs et indolents, sur une des parties du nez. L'ulcération qui en résulte s'agrandit peu à peu sous la croûte qui la recouvre. Les parties de la face sont rongées seulement à la surface ou profondément, parfois jusques aux cartilages qui peuvent être détruits (Tardieu), à tel point que le nez spécialement se trouve réduit à sa partie osseuse. La marche du lupus, qui est ordinairement lente, peut se produire, au contraire, rapide (lupus vorax).

Le *lupus excedens* consiste, d'après M. Tardieu, soit en tubercules isolés, simulant quelquefois une petite tumeur vasculaire qui persiste sur une joue pendant plusieurs années et disparaît en laissant une petite cicatrice; soit en groupes irréguliers de petits tubercules d'un rouge foncé, aplatis, lenticulaires, développés sur la face, sur le cou, la nuque, ou les membres, ne s'ulcérant pas, s'étendant par leur circonférence, tandis qu'au centre ils s'affaissent, donnent lieu à une légère desquammation furfuracée, et laissent enfin une cicatrice tout-à-fait semblable à celle d'une brûlure superficielle et sur laquelle se remarquent des points d'un rouge jaunâtre, profondément engorgés. Cette forme d'inflammation cutanée persiste indéfiniment, et altère le tissu de la peau pour toujours.

La thérapeutique interne du lupus est la même que celle de la teigne, mais avec cette différence que la dose de l'huile de foie de morue sera portée de deux à trois et même à quatre cuillerées, matin et soir. Mêmes purgations, même régime. Quant aux moyens externes, ils consisteront dans le pansement, matin et soir, sur un linge, avec la pommade qui suit :

Cérat jaune, sans eau..........	30 gr.	»	centigr.
Sous-acét. de plomb.............	2 —	»	—
Oxide rouge de plomb..........	» —	10	—
Oxide rouge d'hydrargyre........	2 —	»	—
Essence de cèdre de Virginie....	20 gouttes.		

Dès que l'amélioration dans l'état de l'ulcère sera devenue manifeste, on continuera ; mais on pourra hâter la cicatrisation de la plaie en cautérisant partiellement avec le nitrate acide de mercure. Il suffira, à cet effet, de porter tous les jours, avec une paille ou le bois d'une allumette, une très-minime quantité de nitrate acide de mercure sur un point de l'ulcère, et de renouveler tous les jours cette application, à contiguité du point par lequel on aura commencé. Recouvrir ensuite après dessication, ou absorption du liquide, avec le linge enduit de pommade.

OPHTHALMIES CHRONIQUES.

Les vieilles ophthalmies, keratites chroniques avec rougeur des paupières, seront encore traitées par notre médication générale des dartres (huile de foie de morue et purgations hebdomadaires) et par l'application de la pommade suivante, en onctions, une fois tous les soirs.

POMMADE OPHTHALMIQUE DE GAFFARD.

Bioxide de mercure............	2 gr. » centigr.	
Sel de saturne.................	»	50 id.
Minium.........................	»	30 id.
Cérat, sans eau.................	30 » id.	
Essence de cèdre de Virginie......	4	gouttes.

ULCÈRES AUX JAMBES, ULCÈRES VARIQUEUX

Ces ulcères sont le plus souvent une complication des varices. Ils siégent ordinairement au bas de la jambe, le plus souvent au-dessus de la malléole interne. Les hommes y sont plus sujets que les femmes. Les ulcères variqueux, qui commencent tantôt par une déchirure de la veine, tantôt par une éruption, d'autres fois par une phlébite, tendent à gagner en largeur, plutôt qu'en profon-

deur. Les bords en sont engorgés, durs, taillés
à pic et élevés au-dessus du niveau de l'ulcère qui
est généralement de couleur livide, souillé de sang
et de pus très fétide. Le pourtour en est violacé,
luisant; la peau est tendue. La gangrène, surtout
en été, s'y produit facilement. L'odeur qui s'en
dégage est repoussante.

La thérapeutique interne de ces affections est
essentiellement la même que nous appliquons aux
affections dartreuses (voir l'article *teigne*, par exemple). Quant au traitement local, voici en quoi il
consiste :

Si l'ulcère est peu ancien, ou que, par sa nature, il soit presque au niveau du bord, ce qui
constitue une variété de forme plus spécialement
dartreuse qu'on rencontre quelquefois, il suffira, dans
ce cas, de panser la plaie, deux fois par jour, soir et
matin, avec la pommade dont suit la formule :

Oxide rouge de plomb.............	1 gramme.
Sous-acétate de plomb liquide.......	6 id.
Cérat jaune, sans eau.............	100 id.

F. s. a.

On maintient les linges, enduits de pommade, avec
une bande de toile de cinq centimètres de large
et de six mètres de long, qui devra être soigneuse-
ment appliquée pour exercer une compression
régulière à partir du pied, en avant du talon, jusques au jarret. Les tours de bande devront s'im-
briquer les uns sur les autres, de manière à ce
que le tour qui suit recouvre les deux tiers envi-

ron du tour qui précède. On consolidera, de distance en distance, ces divers tours, au moyen d'une épingle ; et lorsque, s'élevant de la malléole au gras de la jambe, la bande présentera des vides résultant de l'accroissement de diamètre de la jambe de bas au haut, on détruira le vide en opérant une torsion d'un tour sur cette bande. La pression exercée sur la jambe ulcérée a d'autant plus d'importance que les veines du membre sont plus développées.

Lorsque, l'ulcère creusant d'une manière sensible, il y a en même temps gangrène, il convient de débuter par de larges cataplasmes de farine de lin, qu'on y maintient jusques à la chute de la partie gangrenée. Enfin lorsque l'ulcère, bien que sur un plan sensiblement plus bas que les bords, n'est pas gangreneux, qu'il y ait ou qu'il n'y ait pas eu gangrène, on pansera, matin et soir, avec des linges enduits avec l'onguent suivant :

Térébenthine de Venise, des Vosges ou de
   Bordeaux.......... .... 60 gr.
Jaune d'œuf, environ.....·.............. 15

Mêlez.

Dès que le développement rapide des tissus qu'excite l'application de cet onguent aura amené l'aire de l'ulcère à fleur des bords, ou sur le même plan que son pourtour, il conviendra de cesser les pansements à l'onguent, pour passer à celui de la pommade à base d'oxide et de sous-acétate de plomb, déjà formulée, qui produira, dès lors, un

effet de cicatrisation manifeste et conduira insensiblement à la guérison.

Oxide de plomb rouge..	1 gramme.
Sous-acétate de plomb........	6 —
Cérat jaune, sans eau.........	100 —

Pendant le cours de ce traitement, il se produit
parfois des bourgeons qui ressortent de l'aire de
l'ulcère ; ils seraient un obstacle à sa cicatrisation,
mais on trouve dans l'alun pulvérisé dont on les
saupoudre, le tout recouvert du linge enduit de
pommade, un moyen efficace et non douloureux de
ramener ces bourgeons au niveau du plan des
parties saines. Ordinairement une application d'alun
est suffisante ; mais on pourrait, sans inconvénient,
en user fréquemment.

Il est important, on le voit, pour faciliter l'action
cicatrisante de notre pommade à base de plomb
(rouge siccative), de ramener l'aire de l'ulcère au
niveau des parties saines, et on y parvient : 1°
lorsqu'il y a creux, au moyen de l'onguent de térébenthine précité (dit digestif) ; 2° lorsqu'il y a au
contraire trop de saillie, par l'application de l'alun ;
les moyens internes devant être non interrompus,
à partir du principe jusqu'à guérison complète, et
la compression devant toujours être convenablement
exercée, au moyen de la bande déjà décrite.

Après la guérison de ces ulcères, la peau nouvelle
qui s'est formée conserve longtemps, et même toujours, une finesse, une friabilité, qui demandent certains ménagements pour éviter des rechutes. On se

trouve généralement bien, pour la garantir des agents extérieurs, de bas élastiques en tissu de caoutchouc, qui, exerçant en même temps une compression des veines variqueuses, préviennent plusieurs genres d'accidents fréquents.

SURDITÉ.

Il est un genre de surdité plus fréquente qu'on ne semble le croire, qui représente presque la moitié des cas pris en masse, et qui tient simplement à l'accumulation, dans le conduit de l'oreille, dite externe, soit d'une grande quantité de cerumen, soit du produit de l'exsudation anormale de la muqueuse de ce conduit, provenant d'une affection dartreuse ; soit enfin, et le plus souvent, du mélange de ces deux secrétions. Ces maladies appartiennent toujours aux tempéraments lymphatiques, chez lesquels la diathèse dartreuse domine.

Deux indications se présentent pour les guérir : 1° enlever le bouchon qui ferme le conduit auditif ; 2° agir sur la diathèse dartreuse et localement sur la dartre, lorsqu'il y en a, et c'est le plus souvent, pour détruire toute exsudation anormale et régulariser la secrétion du cerumen.

La matière qui constitue le bouchon obturateur de l'oreille s'appliquant sur la paroi externe du tympan, ainsi que sur la muqueuse de l'oreille externe, et s'y

logeant comme une balle de plomb dans le moule
qui sert à la produire, y durcit à la longue et, inter-
rompant dans ce cas toute communication entre le
tympan et l'atmosphère, s'oppose à toute impression
de la part du tympan ; ce qui produit, dès lors, une
surdité à peu près complète. Cette surdité, lorsque l'oblitération des deux oreilles est complète,
diffère essentiellement, cependant, par un symp-
tôme, des surdités occasionnées par la paralysie
du nerf acoustique, car, lorsque dans ce cas une
montre placée entre les dents ne produit aucun
effet sur l'audition, dans celui-là, le bruit de
l'*échappement* y devient perceptible. Il y a encore
cette différence dans les symptômes, à moins que
les trompes d'Eustache ne soient oblitérées, c'est
que le sujet, qui entend un peu par ces trompes, a une tendance marquée à ouvrir la bouche
pour entendre, ce qui ne se manifeste nullement
chez les sourds dont les nerfs acoustiques sont
mortifiés.

Le bouchon obturateur, par son contact sur le
tympan et la muqueuse, agit là comme corps étranger. Il détermine à la longue une sorte de suppuration, de telle sorte que la partie la plus éloignée
du centre de ce bouchon en diffère par sa composition et se rapproche plus spécialement de la
nature du pus.

La dureté de ce bouchon obturateur, d'une part,
et l'état pathologique des parois précitées, d'autre
part, sont naturellement un obstacle à son extrac-
tion sans douleur et sans lésion de l'oreille ; aussi
convient-il, c'est essentiel, de ne procéder à son

expulsion qu'après en avoir modifié l'état d'agrégation. Composé d'un mélange de matières grasses
et gommeuses, le contact de l'eau seule le dissout
mal. Dans nos recherches d'un menstrue qui le
dissolvît aisément sans produire d'inflammation
sensible sur la muqueuse, nous nous sommes
arrêtés à la composition dont suit la formule :

Eau distillée...................... 12 grammes
Alcoolat vulnéraire................. 4 —
Ammoniaque liquide................ 10 gouttes.

On en imprègne avec excès un sphéroïde de
coton qu'on exprime dans l'oreille, et on peut même
en introduire par gouttes; et, lorsque le liquide
déborde, on bouche avec le coton déjà imprégné
d'abord, puis encore avec du coton sec. Le malade
reste dans cet état trois heures environ, ce qui
ne l'empêche pas, pendant ce temps, de se livrer à
la promenade ou à toute autre distraction. Enfin,
dans cette période, le ramollissement du bouchon
obturateur étant suffisant, il ne s'agit plus, pour
l'expulser, que de pratiquer de fortes injections
avec de l'eau tiède, à l'aide d'une seringue assez
grande, dite tiers ou quart de seringue, ou seringue
pour enfant. Toute cette matière sort alors délayée,
ou en suspension dans cette eau, et bientôt le
conduit auditif se trouve débarrassé de tout corps
étranger.

En examinant la muqueuse de l'oreille, on la
trouve un peu rouge, enflammée : on combat vic-

torieusement cet état, localement, en y maintenant
du coton imbibé du mélange suivant qu'on renouvelle deux fois par jour, pendant un ou plusieurs
jours.

Eau distillée de roses.................... I5 grammes.
Laudanum de Rousseau............... 20 gouttes.
Sous-acétate de plomb liquide........ 2 grammes.

Enfin, pour combattre la diathèse dartreuse, surtout lorsque la concrétion qu'on a expulsée de
l'oreille est de nature purulente, ou que l'état
inflammatoire de l'oreille persiste après huit jours
de l'emploi du topique dont précède la formule,
on passe à l'usage de notre traitement interne
anti-dartreux (voir le traitement de la teigne, par
exemple).

PHTHISIE PULMONAIRE.

Cette courte monographie des dartres nous amène
à dire un mot de la phthisie pulmonaire, cette
cruelle maladie qui fait, de nos jours, de si nombreuses victimes, et à laquelle les sujets lymphatiques
et dartreux semblent être plus disposés. L'huile de
foie de morue ne saurait être considérée sans doute

comme le spécifique de la tuberculose, mais il
existe une si grande connexion entre cette affection
et l'état ou vice dartreux, que, chez les sujets à
diathèse dartreuse, la phthisie commençante sera
enrayée et le plus souvent guérie par le traitement
anti-dartreux, déjà décrit, et sur lequel nous revien-
drons. Lors donc des cas de phthisie commençante,
au premier ou au deuxième degré, nous conseillerons à la fois l'usage de l'huile de foie de morue, de
quelques purgatifs (un toutes les semaines) et l'emploi des opiacés en pilules, renfermant chacune
deux centigrammes d'extrait gommeux, et devant
être administrées de préférence, le soir, au coucher.
Après quelques jours de cet usage, porter la dose,
si c'est nécessaire, à deux pilules. S'il survenait de
la constipation par l'usage de ces pilules, on pourrait les remplacer par les pilules sédatives dont
suit la formule :

Extr. aqueux de stramonium.	1 gramme	25	centigrammes.
Sucre....................	2 —	50	—
Guimauve pulvérisée........	» —	50	—
Gomme pulvérisée..........	» —	50	—
Valériane pulvérisée........	» —	25	—

Eau, q. s., ou trois gouttes environ.

Pour 36 pilules à prendre au nombre de trois par
jour, dont une dès le matin, la deuxième vers deux
heures de l'après-dîner, et la troisième le soir, à
l'heure du coucher.

Enfin, si dans le cours de ce traitement il survenait des palpitations de cœur, ou des suffocations,

on substituerait aux pilules opiacées, ou aux pilules
sédatives qui précèdent, les pilules dont suit la formule, à la dose de trois d'abord, et puis de quatre
par jour, à des intervalles à peu près égaux.

Extrait *alcoolique* de digitale........ 1 gr. 35 centigr.
Extrait aqueux de stramonium....... » — 40 —
Rob d'Hyèble................... 2 — 50 —
Poudre de valériane, q. s. pour 45 pilules.

Qu'on prendrait d'abord, à la dose de trois par
jour, dont une le matin, une vers midi, et l'autre le
soir, à l'heure du coucher, puis qu'on porterait,
deux jours après, au nombre de quatre; en doublant
la prise du soir, ou dernière prise.

CONSIDÉRATIONS GÉNÉRALES.

Le vice dartreux semble tenir à un état particulier du sang et de nos tissus, qui les rend plus propres à la production et à la nutrition d'êtres organisés, soit végétaux, soit animaux, très-bas placés dans l'échelle organique, tels que l'*achorion* de la teigne et l'*acarus* de la gale, êtres organisés, dont la nature est loin encore d'être exactement déterminée pour tous les cas, et qui vivent en parasites dans nos tissus, y déterminent une inflammation ou des productions spéciales à chacun d'eux, constituant ainsi les diverses affections dartreuses connues.

D'après ce qui précède, il y a deux indications essentielles à remplir dans le traitement des affections dartreuses : 1° modifier l'état de nos humeurs ou de nos tissus, pour leur enlever la faculté de créer et de nourrir ces êtres microscopiques ; 2° agir directement sur ces êtres pour les détruire. Il est difficile, dans l'état actuel de la science, de s'expliquer le mode d'action sur l'économie de l'huile de foie de morue que nous considérons comme le neutralisant, par exemple, du vice dartreux ; mais il n'en saurait être ainsi des topiques qui viennent puissamment en aide à l'huile de foie de morue en portant directement la mort aux êtres des deux règnes organiques qui constituent les affections herpetiques et ulcéreuses. En effet, c'est parmi les substances reconnues comme exerçant l'action la plus vénéneuse sur les êtres organisés que nous trouvons uniquement nos agents thérapeutiques externes et, en première ligne, le mercure qui est, comme on le sait, l'insecticide par excellence; puis le soufre, l'antagoniste des mucédinées parasites, telles que l'oïdium; enfin les hydrocarbures, comme la benzine, l'acide prussique, la naphthalmie et les huiles essentielles, l'arsenic et le plomb qui exercent une action vénéneuse sur ces deux règnes organiques, et nous aurons donné à peu près toutes les ressources dont nous disposons comme agents curatifs externes.

Mais l'huile de foie de morue, si efficace comme spécifique de la diathèse dartreuse, a un goût, comme on sait, insupportable à quelques personnes; et quoiqu'un grand nombre de celles à qui l'usage paraît devoir leur en être impossible d'abord finissent, en persistant une huitaine, par s'y habituer, il en est malheureusement quelques-unes chez lesquelles on est obligé d'y renoncer. Nous avons dû chercher pour ces cas les succédanés à cette huile; et quoique nous n'ayons pas, dans ces recherches, obtenu un résultat parfaitement satisfaisant pour tous les cas, nous allons exposer succinctement, comme comporte le cadre de cette brochure, ce qui nous a le mieux réussi. Ajoutons que nous devons un grand nombre de ces moyens à feu notre père, déjà cité, et que lui-même en tenait plusieurs de feu Murat, savant médecin de province, membre, de son temps, de l'Académie de médecine, etc., renommé pour ses cures dans les maladies chroniques, soit internes, soit externes.

Le chlorure de sodium, sel marin, sel de cuisine, paraît exercer une heureuse influence sur les tempéraments lymphatiques. Le café des îles, *Caffea arabica*; a aussi une action manifeste dans le même sens. Ces deux moyens, employés à la fois chez les enfants qui ont les goumes, l'impétigo larvalis, etc., et généralement toutes les affections de la peau, nous ont donné les meilleurs résultats, ainsi qu'à un certain nom-

bre de médecins, nos amis, qui ont adopté cette thérapeutique. Ajoutons à ce traitement quelques purgatifs à
l'huile de ricin, tous les huit jours, et nous aurons signalé
un ensemble de grands moyens dont dispose l'homme en
faveur des maladies fréquentes dans l'enfance. Le vin
semble être, au contraire, la boisson herpétogène par
excellence; aussi hâtons-nous d'en proscrire l'usage
chez tous les dartreux sans exception. Ce que nous disons
du vin s'applique naturellement à toutes les boissons
alcooliques. Nous proscrivons encore l'usage des aliments manifestement rehaussés par des épices, telles
que poivre, girofle, ail, ognon, lorsqu'au contraire on
peut, impunément et avec avantage, manger fortement
salé. Ne confondons pas dans ce régime les aliments
salés, plus ou moins, avec le salé ou les salaisons :
dans celles-ci, les viandes renferment sans doute une
grande proportion de chlorure de sodium, mais elles
ont subi, à la longue, par l'action chimique et conser-
vatrice du sel marin, une modification moléculaire qui
en a changé manifestement les propriétés; ajoutons
encore que nous ne salons guère, dans nos contrées,
que la viande du plus répandu des pachydermes, qui est
aussi la plus lourde, la moins digeste et, partant, la
moins propre à la nutrition chez les sujets naturellement
faibles, ou affaiblis par la maladie.

Les aliments des sujets lymphatiques devront recevoir
une grande proportion de sel, et les bains salés consti-
tueront une forme de médication dont ils se trouveront
très-bien. La proportion que nous conseillons à cet effet
est celle de deux kilogr. par bain d'adulte; de 1,500 gr.
pour un bain d'enfant de 13 à 14 ans; de 1 kilogr. pour
un enfant de 10 ans; et, en descendant, d'autant de fois
100 grammes que l'enfant a d'années.

Quant au café, on pourra, chez les enfants, le porter
très-loin, par deux, trois et quatre tasses, demi-tasses

6

ou quarts de tasse, suivant que les sujets auront de 10 à 14, de 5 à 9 et de 1 à 5 ans. Les adultes, et les femmes surtout, pourront aussi, et particulièrement les sujets chez lesquels le café ne produira point d'insomnie, porter assez loin la dose du café, et jusques à trois tasses dans la journée. Le sucre n'a pas d'action antagoniste du café, comme on est généralement disposé à le croire : on pourra donc le sucrer à volonté. Rappelons-nous que l'alcool sous toutes les formes est nuisible aux dartreux et à la plupart des sujets lymphatiques. Aussi, si le vin leur est, dans quelques cas, permis ou prescrit, est-ce à celui qui renferme le moins d'alcool qu'on donne la préférence : celui de Bordeaux, qui contient d'ailleurs un principe tonique qui a parfois une indication en thérapeutique.

L'arsenic, sous forme d'arsenite ou d'arseniate de potasse, de soude, etc., fait, comme on sait, la base d'un traitement anti-dartreux. Lorsque l'huile de foie de morue ne pourra être employée, nous conseillons donc d'essayer l'usage de ce traitement minéral qui réussit parfois on ne peut mieux. De toutes les préparations arsenicales, la mieux appropriée à la thérapeutique, celle avec laquelle il y a à redouter le moins d'erreurs, est, selon nous, l'acide arsénieux sous forme de pilules.

PILULES ANTI-DARTREUSES ARSENICALES.

Acide arsénieux............	30 centigrammes.
Charbon végétal..........	1 gramme.
Sucre de lait.......	5 grammes.

Broyez exactement dans un mortier de marbre ou de porcelaine à fond dépoli.

Ajoutez :

Poudre de guimauve........ ...... 8 grammes.
— de gomme.......... 5 grammes.

Eau q. s. pour 192 pilules.

A la dose d'abord de deux, matin et soir; augmenter
tous les deux jours d'une, jusqu'à ce qu'on ait atteint le
nombre de 18 pilules par jour, auquel on continuera
longtemps. En cas d'intolérance de la part de l'estomac,
on s'arrêterait au nombre quotidien supporté. On boit
par-dessus une tasse d'eau, sucrée à volonté, et même
aromatisée à la fleur d'oranger, ce qui la rend plus digestive. Ces pilules ne renferment chacune que 15 dix-
millièmes d'acide arsénieux, en sorte que lorsque, par
inadvertance, un adulte en avalerait à la fois vingt, il
ne prendrait ainsi que trois centigr. d'acide arsénieux,
quantité insuffisante à produire un empoisonnement. Le
charbon végétal que renferme cette formule a pour but de
changer la couleur de la masse qui, blanche sans cette
addition, pourrait avoir un aspect assez attrayant pour
les enfants; c'est donc en vue d'éviter tout accident.

L'acide arsénieux peut non seulement remplacer dans
quelques cas l'huile de foie de morue, mais il est une
affection dartreuse dans laquelle il semble même mieux
réussir que cette dernière : nous voulons parler de
l'*acne rosea*, couperose; nous en avons eu la démons-
tration plusieurs fois. Le prurigo, qui, aussi, semble
quelquefois résister au traitement par l'huile de foie de
morue, a été, à notre connaissance, maintes fois guéri
au moyen de nos pilules arsenicales.

Il est encore un apozème à l'usage duquel nous avons
dû plusieurs guérisons de dartres invétérées, telles que
lupus et sycosis, à une époque où l'huile de foie de

morue n'était pas encore entrée dans le domaine thérapeutique ; en voici la formule :

APOZÈME DÉPURATIF, OU TISANE DÉPURATIVE.

Ecorce de sureau.............. ⎞
   — de lierre.............. ⎟
Racine de saponaire............ ⎟ de chaque, 10 grammes.
   — d'asperge.............. ⎟
   — de petit-houx (fragon)..... ⎟
Tige de clématite (vitalba)....... ⎠

On fait bouillir pendant une demi-heure, dans une
quantité suffisante d'eau pour obtenir un litre de tisane,
à boire par verres, dans la journée.

Dans des cas enfin où le malade, ne pouvant vaincre
ni le goût repoussant de l'huile de foie de morue, ni la
saveur désagréable de la tisane dépurative, ne voulait
point s'ingérer de l'arsenic, nous avons recouru encore
avec succès aux pilules de chlorhydrate d'ammoniaque,
dont suit la formule :

Chlorydrate d'ammoniaque.......... 32 grammes.
Gomme arabique................. . 16 —

Eau q. s. pour 144 pilules.

A prendre au nombre de trois par jour, les deux premiers jours, dont une le matin, une deuxième vers midi,
et la troisième le soir en se couchant ; au nombre de
quatre, les deux jours suivants, dont deux le matin, une
vers midi et une le soir ; au nombre de cinq, les deux
jours suivants ; enfin au nombre de six pilules, les jours
subséquents, continuant à ce nombre pendant une longue période.

Ces pilules de sel ammoniac constituent un des plus
puissants dépuratifs qui existent, et feu notre père qui les
avait employées dans des cas de phthisie pulmonaire,

dans des cas de cancer, etc., était persuadé que cet
agent était extrêmement précieux dans ces maladies ;
qu'il avait guéri, par ce moyen, des poitrinaires au
premier et au deuxième degré ; même des cas de cancer
vrai, mais bien limités. Nous n'osons affirmer nous-
mêmes qu'il est un agent infaillible, sans doute ; mais
nous ne serions pas surpris que des expérimenta-
teurs qui viendront après nous ne reconnussent que le
chlorhydrate d'ammoniaque, qui d'ailleurs fait partie
de nos humeurs, est le spécifique de l'une de nos maladies pour la guérison desquelles la thérapeutique, dans
l'état actuel de la science, est impuissante , telles que
la tuberculose, le cancer, etc.

Nous ne terminerons pas sans signaler à nos lecteurs
un genre de dispepsie qui tient au vice dartreux. Elle
est caractérisée par une altération plus ou moins grande
de la muqueuse de la langue qui se fendille quelquefois
très profondément et qui perd plus ou moins, sur les
points altérés, la faculté de percevoir le goût. Cette dispepsie est, du reste, accompagnée de tous les symptômes de la gastralgie, tels que digestions lentes et pénibles, douleurs à l'épigastre, céphalalgie, douleur ou
pesanteur dans les jambes, vents ou flatuosités, aigreurs,
constipation , etc.

Ces cas sont fréquents chez les sujets déjà atteints d'affections cutanées et particulièrement de l'acne rosea.
Nous conseillons, pour en triompher, l'usage à la dose de
trois par jour, le matin, à midi et le soir, de nos pilules
sédatives dont suit la formule ; et lorsque l'estomac digè-
rera passablement, de se mettre à l'usage de notre traitement à l'huile de foie de morue ; subsidiairement enfin
au traitement par l'acide arsénieux (voir la formule qui
précède), seuls moyens que nous connaissions pour
combattre le vice dartreux, cause immédiate de la dispepsie.

PILULES SÉDATIVES POUR COMBATTRE LES GASTRALGIES ET DISPEPSIES.

Extrait de feuilles de sramonium par décoction.............	1 gram.	25 centig.
Sucre pulvérisé.............	2 id.	50 id.
Poudre de guimauve.........	» »	50 id.
Poudre de gomme..........	» »	50 id.
Poudre de valériane.........	» »	25 id.

Eau q. s. (trois gouttes environ), pour une masse qu'on divisera en 36 pilules.

Pour boisson, infusion de tilleul sucrée suivant le goût du malade, ou simplement de l'eau sucrée aromatisée à la fleur d'oranger. Cette dernière boisson, produite avec de l'eau qui n'a pas bouilli, est plus digeste que les infusions en général, qui sont privées d'air par l'effet de l'ébullition.

L'hygiène des dartreux doit essentiellement consister dans la propreté et dans une alimentation saine et digestive. L'abstention de toute boisson qui renferme de l'alcool (eaux-de-vie, rhum, kirsch, arach, liqueurs douces de table, absinthe, vins de toute sorte, cidres et bières) a une grande importance; nous insistons sur ce point. Les saletés en contact avec la peau sont naturellement un obstacle à la production régulière de ses fonctions.

Les alcooliques qui ont pour résultat, comme on sait, d'augmenter la masse du sang, prédisposent le corps aux phlegmasies en général, auxquelles celles de la peau ne sauraient faire exception. Qui ne sait d'ailleurs que tous les vieux ivrognes ont la figure enluminée, comme on dit, bourgeonnée; coloration qui tient à une éruption dartreuse, à *l'acne rosea*, ou à d'autres productions herpétiques? Ils sont encore assez fréquemment sujets à des conjonctivites et à un genre de surdité qui tient uniquement à une affection dartreuse qui a son siége sur la muqueuse des organes de la vision et de l'audition.

Les humeurs des dartreux ont généralement une réaction acide. Que ce soit l'acide acétique, valérianique, ou lactique, ou tout autre, par l'intervention desquels se produit cette acidité, toujours est-il que les dartreux se trouvent bien de l'introduction, dans l'alimentation, des matières alcalines, qui neutralisent ces acides. En conséquence, nous conseillons, à ceux surtout chez lesquels es digestions sont pénibles, de faire usage après leur repas, de quelques pastilles de Vichy ou de magnésie, et d'éviter l'usage des aliments acides. Parmi les légumes que nous leur conseillons de faire entrer pour une bonne part dans leur alimentalion, ils devront écarter autant que possible ceux à réaction acide, comme l'oseille, la tomate, etc , etc. Choisir ceux au contraire, à réaction alcaline, comme l'épinard, ou tout au moins neutres, tels que les pommes de terre, carottes, haricots, pois, salsifis, navets, raves, etc., en un mot tous ceux qui n'ont pas de goût acide. Parmi les fruits, éviter les plus acides, et choisir au contraire les plus mûrs, toujours additionnés de pain blanc. Eviter rigoureusement, autant que possible, le pain bis, aigre et lourd.

Les hommes de cabinet, ou ceux qui, faisant métier de travail intellectuel et menant une vie sédentaire, reçoivent une nutrition copieuse et surtout substantielle, les avocats, les notaires, les membres du clergé, etc., sont sujets aux affections dartreuses; et, parmi ces maladies cutanées, ils sont surtout affectés du prurigo et de l'acne ou couperose. Lorsque le prurigo est peu intense, la solution de sulfate de fer, que nous avons indiquée en son lieu (voir l'article *prurigo*), suffira, dans beaucoup de cas, pour guérir ou , tout au moins, pour calmer la démangeaison et la rendre tolérable Dans des cas un peu plus rebelles, il suffira de joindre à l'emploi de ce topique l'abstinence des boissons alcooliques, l'usage d'un régime plus spécialement végétal, se composant plus spécialement de légumes que de salade, à cause du vinaigre. Quant à l'ane rosea, si l'abstinence des alcooliques, dans le sens absolu, et l'adoption d'une nourriture peu substantielle et végétale étaient des moyens insuffisants, il faudrait y joindre l'emploi de quelques pilules arsenicales (voir l'article *acne*), ou même l'huile de foie de morue, ou alterner par périodes de 15 jours l'administration de ces médications. Ces mêmes hommes sont encore fréquemment atteints d'hémorrhoïdes, maladie fréquente chez les sujets à diathèse dartreuse, et pour le traitement de laquelle le régime, comme la médication que nous prescrivons pour combattre les dartres, apporte toujours une amélioration notable à l'état hémorrhoïdal.

On entend par hémorroïdes un état de développement anormal des vaisseaux sanguins du rectum (gros intestin), et qui a pour effets divers, soit de produire des sortes de varices dont la rupture fréquente amène des hémorrhagies anales, soit de donner naissance à des tumeurs érectiles de diverses sortes, qui donnent lieu le plus souvent aussi à des hémorrhagies et qui produisent toujours dans la région sacrée, coccygienne, anale, périnéale ou même vésicale, des douleurs plus ou moins intenses, un malaise indéfinissable, surtout quand le malade va à la selle. Cette affection, très-fréquente chez les sujets pléthoriques et sanguins, se produit néanmoins parmi les autres constitutions; mais, nous le répétons, elle se trouve rarement là où le vice dartreux n'a point une certaine prépondérance. Bien des gens en souffrent sans savoir à quelle nature rapporter leur mal, sans oser souvent l'accuser. Les diverses tumeurs hémorrhoïdales, les diverses excroissances qui en résultent sont, ou internes, ou externes. Internes, le malade n'en connaît l'existence le plus souvent que par un gonflement, une dureté manifeste au pourtour de l'anus, ou par une difficulté qui se produit lors de la défécation, ou enfin par des douleurs plus ou moins vives, se manifestant lors de l'expulsion des matières stercorales, soit que le sphincter dans ses mouvements exerce une compression, ou excite une tumeur, soit que les matières, dans leur trajet ou leur sortie, la déchirent ou l'irritent. Un écoulement sanguin, qui varie du plus au moins et dont les excréments portent seulement quelquefois des traces, est un des symptômes les plus fréquemment observés. L'état du ventre est assez souvent à la constipation, mais une faible cause peut l'amener à la diarrhée ; états qui se succèdent sans raisons apparentes. La douleur, sans être très-vive est souvent très pénible ; elle est gravative ; elle porte sur les jambes qui sont faibles, et sur les digestions qui sont lentes, pénibles, douloureuses. D'autres fois, les tumeurs internes secrètent une matière purulente ou séreuse qui s'écoule par le rectum à travers les plis du sphincter anal, où précèdent les matières fécales, lors de leur expulsion.

Lorsque les tumeurs sont externes, elles revêtent diverses formes, telles que crêtes, grappes, etc., que les vêtements irritent, qui peuvent suppurer, saigner, et être un obstacle plus ou moins grave à la défécation, lorsqu'elles se trouvent au sphincter, ou passage. Que les hémorrhoïdes soient internes ou externes, elles sont souvent accompagnées d'une éruption au pourtour de l'anus, au périnée, etc.

Le traitement interne de cette affection est en tout point celui des dartres. Huile de foie de morue. Purgations toutes les semaines, avec 40 à 60 grammes de sulfate

de magnesie. Point de vin ni d'aucune boisson alcoolique. Régime doux. Alimentation végétale, du moins
autant que possible, mais de facile digestion.

Demi-lavements de graine de lin, auxquels on ajou-
tera de cinq à dix centigrammes d'extrait aqueux de
feuilles de stramonium. A cet effet, on fera préparer des
pilules renfermant chacune cinq centigrammes de cet
extrait, avec quantité suffisante de poudre de guimauve.
Ces pilules seront mises à dissoudre, au nombre d'une
à deux dans un de ces demi-lavements, suivant l'effet
qu'on voudra en obtenir. Le malade, après avoir pris
cette dose au moyen du clysopompe, fera quelques efforts
pour la garder. Si ce liquide n'était point conservé, on
pourrait renouveler une et même deux fois, jusqu'à ce
que les intestins en conservassent une dose.

Lorsque, ce qui est rare, le malade souffrant des hémorrhoïdes a en même temps de la diarrhée, il faut substituer à l'extrait de stramonium, dans un demi-lavement,
vingt gouttes de vin d'opium ou laudanum de Sydenham.

Quelques malades sont subitement calmés dans leurs
douleurs hémorrhoïdales par l'administration d'un simple
lavement d'eau froide; c'est donc un moyen à essayer.

Lorsque les douleurs se produisent avec intensité du
côté du sacrum ou du coccyx, le malade les supporte
généralement mieux en se promenant dans sa chambre,
qu'en se couchant.

L'introduction, dans le rectum, avec le bout du doigt,
d'une pommade dont nous allons indiquer la formule, a
pu calmer maintes fois, dans des cas où les lavements
précités n'avaient pas amené d'amélioration sensible.

POMMADE ANTI-HÉMORRHOIDALE.

Onguent populeum........................	15 gr.
Chaux éteinte.........................	2 —
Laudanum de Sydenham...................	2 —

Faites selon l'art.

Il est une maladie connue sous sous le nom scientifique
de syphilis, vulgairement vérole, affectant trois formes
spéciales, selon l'ancienneté de son début; contagieuse
dans la forme dite primitive, débutant ordinairement par
un bouton à l'endroit infecté, d'où naît un ulcère d'a-
bord très-limité, appelé chancre; affection qui, ayant
son siége dans nos humeurs, se développe ensuite sur
des parties autres que celle qui a reçu le contact impur,
constituant ainsi sa deuxième phase; qui se modifie
ensuite de manière à présenter des symptômes n'ayant
aucune ressemblance avec les premiers; cesse, dès lors,
d'être contagieuse, et affecte dans cette nouvelle période,
dite tertiaire, des caractères qui la feraient aisément
confondre, soit avec la scrofule, soit avec les dartres.
Lors donc que les malades auront recours à notre méthode pour se guérir, ils devront tenir compte de notre
présente observation, et au cas malheureux où ils auraient
été atteints, dans le temps, de la syphilis, ne s'en tenir
à l'usage de nos moyens que tout autant qu'ils verraient
l'affection s'améliorer rapidement dans son état. Diffé-
remment, ils recourraient à un traitement spécial aux
symptômes dits tertiaires de la syphilis, sous l'influence
duquel la pseudo-dartre ne tarderait point à s'améliorer
et finirait par céder.

Les syphilides, tel est le nom qu'on donne aux affections cutanées syphilitiques qui revêtent les caractères
des dartres, comme ces dernières, varient à l'infini par
leur siége, comme par leur caractère. Il ne peut entrer
dans nos vues de les décrire ici, car outre que le cadre
de notre brochure ne peut le comporter par sa des-
tination aux gens du monde, il suffit, pour ceux-ci, de
connaître leur traitement, à peu près le même pour tous
les cas, ce qui simplifie singulièrement les connaissances
à posséder pour arriver au but final : la guérison.

En effet, dès que le malade soupçonnera sa maladie

du genre dont il s'agit, il se mettra hardiment à l'usage de la médication dont l'exposition va suivre ; de l'amélioration qui en résultera, dans la quinzaine ou dans le mois qui suivra, ou de son état stationnaire, il pourra assez rigoureusement en déduire la nature vraie.

Deux genres de topiques seront appliqués, suivant que l'affection cutanée sera ou non ulcérée. Lorsqu'il s'agira donc d'une maladie ulcéreuse, nous conseillons des pansements, matin et soir, avec la pommade suivante :

Onguent mercuriel double..............	2	parties
Sous-acétate de plomb.................	1	id.
Cérat opiacé.........................	8	id.

Mêlez.

Lorsqu'il n'y aura presque point d'ulcération, substituer à cette pommade celle que représente la formule qui suit :

Bioxyde de mercure............	2 gr.		
Sel de Saturne.................	» —	50	centigr.
Minium......................	» —	30	—
Camphre.....................	» —	10	—
Cérat sans eau...............	30 —	»	—

Lorsqu'enfin il s'agira d'une affection cutanée ne produisant aucune suppuration, telle que le pithyriasis et le lichen syphilitique, etc., on pratiquera, matin et soir, des onctions ou frictions sur les parties affectées, avec la pommade qui suit :

Bioxyde rouge d'hydrargyre	2 grammes.
Essence de cèdre..... ....·..	6 gouttes.
Cérat opiacé....................	12 grammes.
Axonge........................	18 —

Le traitement interne des syphilides sera le suivant :

1° Pendant douze jours consécutifs, prendre trois fois par jour : le matin, vers midi, et le soir en se couchant, une pilule dite de Dupuytren, récemment préparée. Boire par-dessus une tasse de décoction de saponaire. suspendre ce traitement pendant 24 heures ;

2° Se mettre alors à l'usage de l'iodure de potassium, ainsi qu'il suit :

Prenez iodure de potassium 15 grammes ; introduisez dans un demi-litre d'eau potable, liquide dans lequel ce sel se dissout rapidement ; agitez, et prenez ensuite trois cuillerées de cette solution par jour : une le matin, l'autre sur le milieu du jour, et la troisième à l'heure du coucher. Chaque cuillerée sera préalablement versée dans un verre de décoction précitée de racine ou de tige de saponaire. Pour l'administration de cette solution, comme des pilules, mettre un intervalle d'une heure, soit après, soit avant les repas.

L'administration de l'iodure de potassium sera continuée autant que durera le demi-litre de dissolution iodurée. Le malade se reposera encore 24 heures de tout traitement, et recourra de nouveau à l'emploi des pilules de Dupuytren, passant encore, après 12 jours de leur usage et 24 heures de repos, à l'administration des pilules ; ainsi de suite en alternant et poursuivant ainsi jusqu'à guérison.

Je ne puis terminer ce faible travail sans y consigner un mot touchant la guérison des fistules lacrymales au moyen de notre traitement ; maladie considérée comme incurable, si ce n'est par des moyens chirurgicaux, et très sujette encore aux récidives.

Un grand nombre de fistules lacrymales commençantes, d'autres lorsque le sac lacrymal s'était fait jour au dehors, ont été guéries par l'usage de l'huile de foie de morue, à la dose de deux cuillerées matin et soir, et par celui d'un purgatif toutes les semaines, soit au moyen de 50 grammes de sulfate de magnésie en dissolution dans 4 à 6 verres d'eau qu'on prend le matin, soit au moyen de deux à trois de nos pilules écossaises (voir le chapitre *favus*), prises le matin, et mieux le soir en se couchant, buvant par-dessus une tasse d'infusion légère de thé, ou un verre d'eau sucrée aromatisée à la fleur d'oranger. Lorsque la fistule détermine une éruption érythémateuse ou érysipélateuse, nous prescrivons concurremment quelques onctions avec le topique suivant :

Cérat opiacé...................... 100 grammes.
Sous-acétate de plomb............. 6 —
Minium............................ 1 —

F. selon l'art une pommade homogène.

TABLEAU DE LA RÉPARTITION DES DOSES DES MÉDICAMENTS SUIVANT LES AGES.

La dose pour un adulte étant considérée comme 1, on devra, pour les âges au-dessous, établir la proportion suivante :

Au-dessous de 1 an.......... 1/15 à 1/12
A 2 ans..................... 1/8
A 3 ans..................... 1/6
A 4 ans..................... 1/4
A 5 ou 6 ans................ 1/3
A 7 ans..................... 2/5
A 8 ans..................... 1/2
A 9 ou 10 ans............... 3/5
A 11 ou 12 ans............... 2/3
A 13 ou 14 ans............... 3/4
A 15 ou 16 ans............... 4/5

ou la dose entière, suivant le développement corporel de l'enfant.

Au-dessus de 16 ans, toujours la dose entière.

TABLE ALPHABÉTIQUE

DES MATIÈRES.

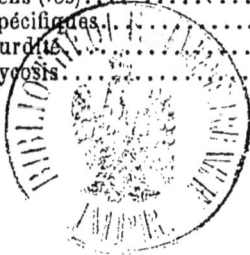

AURILLAC, IMP. FERARY FRÈRES, IMPRIMEURS DE LA PRÉFECTURE.

www.ingramcontent.com/pod-product-compliance
Lightning Source LLC
Chambersburg PA
CBHW060625200326
41521CB00007B/900